JN085999

医療秘書教育全国協議会　編

新 医療秘書医学シリーズ 2

改訂 基礎医学

井上　肇　責任編集

小泉憲司・矢澤華子　共著

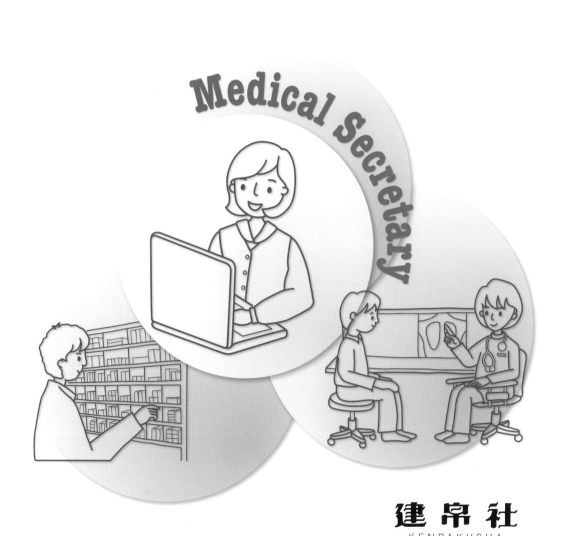

Medical Secretary

建帛社
KENPAKUSHA

新 医療秘書医学シリーズ刊行にあたって

　近年の医療技術の発展は，これまで治療は不可能と考えられてきた多くの患者さんの救命を可能にしました。ところが，絶え間のない新薬の開発，新規医療技術の確立は，高度な専門性を有した人材でないと対応できなくなり，医療スタッフおのおのの職分・職能がどんどん細分化され複雑化してきています。

　一昔前であれば，医療事務に携わる事務系職員はこういった新規技術や新薬が開発されても，粛々と保険請求業務を遂行できていたはずです。しかし，現在その様相は大きく変わろうとしています。新規技術や新薬は驚くほどに高額となり，一方で，増え続ける医療費圧縮のために，その適応や適用は複雑化し，診療報酬の請求もひとつ間違えれば，患者さんを不幸にするばかりでなく病院経営の根幹を揺るがしかねない状況になってきています。

　このような状況のもと，医療事務職員にもある一定の医学的専門知識と，その知識を生かした保険請求能力が要求されるようになっています。チーム医療が叫ばれて久しいですが，従来は医師・看護師・薬剤師などの医療スタッフとは一線を画していたと考えられる事務系職員もチーム医療の一翼を担い，患者さんの幸せと病院の健全経営にかかわる必要があることが認識されてきています。万一欠けることがあれば，病院経営どころか診療すら行えない状況です。専門性に富んだ医療秘書職（事務職）の養成は時代の要請です。

　医療秘書技能検定試験は，このような時代の要請に応えうる技能検定としてすでに25年の歴史を刻み，検定取得は学生の自己評価に役立つだけでなく，雇用側からは，修得した専門技能の判断材料として重用されてきています。

　医学的基礎知識・医療関連知識を扱う領域Ⅱに適応する教科書シリーズは，技能検定の発足とほぼ同時に刊行されていましたが，必ずしも審査基準に沿った内容ではなく，審査基準に準拠した教科書の出版が全国の医療秘書養成校から切望されていました。

　この度，教育現場・医療現場で活躍される先生方によって「新 医療秘書医学シリーズ」として編纂され，構成・内容を新たにした本シリーズは，医療秘書技能検定試験2級審査基準を踏まえた標準的テキスト（教科書）として用いられるように工夫しております。

　本シリーズで学ばれた学生さんが，漏れなく検定試験に合格され，資格を取得して，医療人として社会に貢献できる人材となることを期待して，発刊の言葉と致します。

2012 年 9 月

聖マリアンナ医科大学

井上　肇

改訂にあたって

　新 医療秘書医学シリーズ『2　基礎医学』の初版が発行されてから10年近い年月が経ちました。この間に，医療技術は目覚ましく発展しています。医療の現場で働く医療従事者には高度な知識が求められ，医療に対する専門的な知識が求められています。

　医療事務には，医師事務作業補助者や医局秘書，来院される方の案内や受付を行う医療コンシェルジュなどさまざまな専門職種が増えました。そのため，医療従事者を目指している皆さんは高度な専門的な医学的知識を必要とされています。

　人体の構造と仕組みを学ぶことは，医療従事者を目指している皆さんにはとても重要なことであると思います。近年，多くの書物にはイラストや模式図が多く使われています。わかりやすくするために用いられている方法だと思いますが，記載されている文章を読むということも重要であると考えています。そのために，改訂にあたってはイラストを増やし，また文章もわかりやすく理解しやすいように改めました。

　それぞれの章には，臨床につながる内容や疾患について追加しています。人体の構造と機能そしていくつかの疾患に関して，皆さんがわかりやすいように解説しました。医療秘書技能検定試験では，3級，2級，準1級というように上級になるほど内容が難しくなっています。さらに上級の資格を得ることは，さまざまな職種に対応できることでもあります。

　本書が皆さんの働く多くの場所で活用されるよう願っています。

2022年8月

著者を代表して　小 泉 憲 司

はじめに

　医療の現場では，さまざまな職種の人びとが働いています。診療部門，看護部門，検査部門，薬剤部門，栄養給食部門など診療や治療に直接かかわる部門のスタッフばかりでなく，事務部門や管理部門で働くスタッフにも，自分の身体にさまざまな問題をかかえている患者さんに対して優しく接することが求められます。

　皆さんは，私たちの身体の内部のさまざまな臓器の働きや形，大きさ，色などについて考えたことがありますか？　実際には，体内でいま起こっていることなどについて，普段はあまり考えたことはないと思います。これから医療の現場で，チームの一員として働く皆さんは，つねに自分の身体について興味をもち，また大切にしていくように心がけなければなりません。

　身体の仕組みや働きを学ぶことは，私たちにとってどのようなことなのでしょうか？私は常々，自分の身体の構造を正しく理解することは，他人の身体を知るということになり，自分の身体を大切にすることで，他の人の身体に対しても，大切に思いやる心をもって接することができると考えています。自分自身の身体について日ごろから興味をもって「どうなっているのかな？」と疑問をもつこと，これが人体の仕組みと働きを楽しく勉強するコツであると信じています。

　本書は，矢澤と小泉が分担して執筆しました。これまでの基礎医学の流れを尊重しながら，本書を利用する皆さんの学習がより平易なものとなるように心がけました。さらに本文中にはわかりやすい図を入れ，学習効果が多く得られるよう工夫しています。また，人体の構造と働きを理解しながら，簡単な疾病についてもわかりやすくそれぞれの章でとりあげています。

　ーつねに，自分の身体に関心をもち，仕組みと働きを楽しく学ぼうー

　出版にあたって，聖マリアンナ医科大学の井上　肇准教授には貴重な助言とご教示を賜った。ここに心から御礼申し上げる。

　2013 年 1 月

著者を代表して　小 泉 憲 司

目　　　　次

| Chapter　4 | 血液　blood | 34 |

Chapter 5　　　運 動 器 系　　42

❶　骨　格　系 42

❷　運動を行う筋系 50

Chapter 6　腎・泌尿器系　kidney, urinary system　54

❶　腎臓・尿路の肉眼的・組織学的構造と機能 54

❷　腎・泌尿器疾患の病態 58

Chapter 7　　　　　　　内 分 泌 系　　　61

Chapter 8　　　　呼 吸 器 系　　72

Chapter 10　　　　　　　　　生 殖 器 系　　　　113

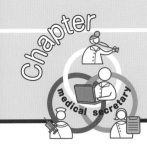

1 総 論

学習目標
- 身体の部分を説明するときに使用される用語を覚える。
- 細胞の基本的な構造と機能を理解する。
- ヒトの身体を構成する要素（組織）とそれらの存在する器官（部位）を説明できる。

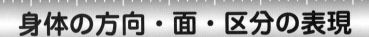
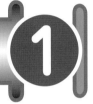

身体の方向・面・区分の表現 ①

　人体の方向を決めるときの基準となる身体の位置は，手のひらを前方に向けて母指が外側になるようにする。この状態を解剖学的位置（正位^{せいい}）とよぶ。身体を構成する器官の正しい位置を記載したり，また説明する際に重要となる。このように説明するときは必ず相手（患者）を基準として左右などをさしていることに慣れておかなければならない。

1 方向および位置を表す用語

　身体の方向および位置は表1−1に示す用語で表され，身体の名称および方向・面・区分の表現方法は図1−1のとおりである。

表1−1　身体の方向の表現

内側（ないそく）	身体の正中面（身体の中心部）に近い
外側（がいそく）	正中面から遠い
近位（きんい）	身体の中心に近い
遠位（えんい）	身体の中心から遠い
腹側（ふくそく）	身体の前方
背側（はいそく）	身体の後方

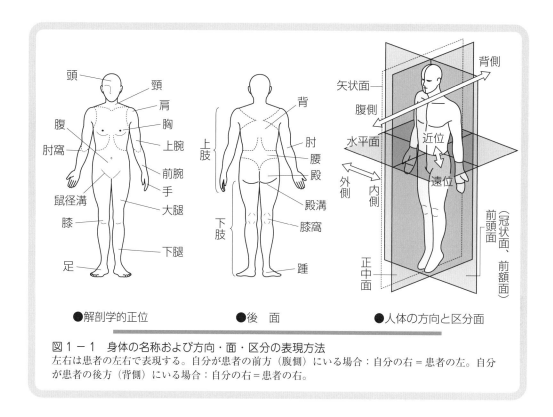

図1-1　身体の名称および方向・面・区分の表現方法
左右は患者の左右で表現する。自分が患者の前方（腹側）にいる場合：自分の右＝患者の左。自分が患者の後方（背側）にいる場合：自分の右＝患者の右。

2　身体の面を表す用語

　身体の面を表す表現には表1-2に示す4つがある（図1-1）。

表1-2　身体の面の表現

正中面（せいちゅうめん）	身体を左右の半分に分ける面
矢状面（しじょうめん）	正中面に平行の面で，無数に存在する面
水平面	正中（矢状）面と直角に交差する面
前頭面（冠状面，前額面）	身体を前後に分け，正中面と水平面の両方と直角に交差する面

3　身体の区分

　私たちの身体はおおまかに体幹と体肢に分けられる。さらに，これらは表1-3のように分けられる。

表 1 - 3　身体の区分の表現

体　幹	頭部，頸部，胸部，腹部
体　肢	上肢，下肢

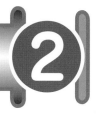

人体の構成要素 ②

1 細　　　胞

　ほとんどの生物は多くの細胞が集まって 1 個の個体をつくっている。これを多細胞生物という。ヒトの身体はさまざまな機能をもつおよそ 60 兆の細胞からできているといわれている。個体の細胞はそれぞれ特有な形態と構造を備え，互いに機能を分担しあいながら個体の生命維持にあたっている。1 個の受精卵から，発生の過程でいろいろ性質の違った細胞が生まれ，分化の方向を同じくする細胞が集まり一定の規律に従って配列し「組織」をつくる。組織は一定の機能を営むために器官をつくり，さらに協力して一連の作業を営むいくつかの器官によって「系」がつくられる。

　細胞は身体を構成する生物活動の基本単位である。細胞はその生命現象の現れとして，化学的仕事，電気的仕事，機械的仕事，浸透圧を変化させる仕事，調節などを行っている。生体組織は細胞，細胞間物質，体液の 3 種類の構成要素からなっている。

（1）細胞の構造

　細胞は細胞質と核の 2 つの部分から構成される。細胞質の中には一定の機能をもつ構造物，すなわち細胞小器官がある。細胞の構造を図 1 - 2 に，細胞小器官の名称と機能を表 1 - 4 に示す。

（2）細胞の大きさ　（図 1 - 3）

　細胞の大きさは通常直径 10 ～ 30 μm であるが，細胞によってさまざまである。ヒトの成熟した卵細胞は直径 200 μm（0.2mm）で，肉眼でかろうじて見える大きさである。小さいものでは直径 5 μm の大きさのリンパ球がある。

（3）細胞分裂と生物の発生

　ヒトの身体を構成する最小の単位である細胞は，分裂によって増殖する。すなわち精子と卵子が合体（受精）して 1 個の細胞になり，この 1 つの細胞が分裂して増殖する。

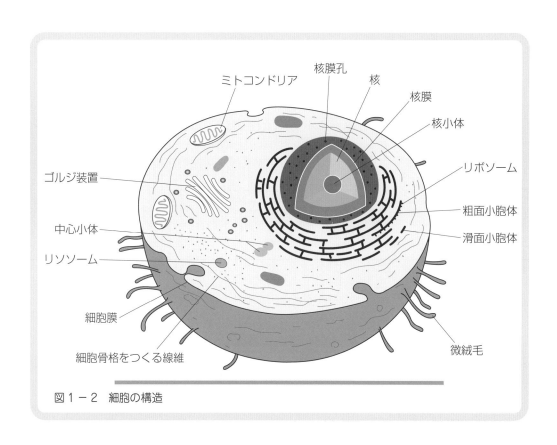

図1-2 細胞の構造

表1-4 細胞成分の名称と機能

名　称		機　能
核		核の中にDNA（デオキシリボ核酸）があり，遺伝情報が含まれている。
核　膜		核の内容物を囲み，核の形を保持する。核膜孔という穴があり，RNA（リボ核酸）などが出入りする。
核小体		リボソームRNA（rRNA)が合成される場所で，合成されたrRNAは蛋白質と結合してリボソームとなる。
細胞小器官	ミトコンドリア	細胞の中にある細胞小器官で，生体が必要なエネルギー（ATP（アデノシン三リン酸））を産生する。
	リボソーム	RNAをもとに蛋白質を合成する。
	小胞体	表面にリボソームが付着している粗面小胞体と付着していない滑面小胞体がある。滑面小胞体は有害な物質を中和する反応が行われる，また脂質成分の合成を行う。粗面小胞体は分泌蛋白質の合成を行う。
	ゴルジ装置	小胞体から蛋白質・糖質を受け取り，糖を付加し細胞表面に送る。
	リソソーム	細胞外から取り込んだ高分子化合物や細胞内の高分子化合物を消化分解する。
	中心小体	細胞分裂時に細胞の両極に移動し，染色体を引きよせる。
細胞膜		細胞を包み，細胞内外の物質の出入りを調節する。

細胞分裂には体細胞が行う有糸分裂と生殖細胞が行う減数分裂がある。減数分裂では，精子，卵子ともに染色体の数は半分に減少する。

　ヒトの染色体数は男女とも46本で，これらのうち22対（44本）には1から22まで番号がつけられている。これらの染色体を常染色体とよび，男女共通である。残りの1対（2本）は性染色体で，男性ではＸＹ，女性ではＸＸの組み合わせである（図1-4）。

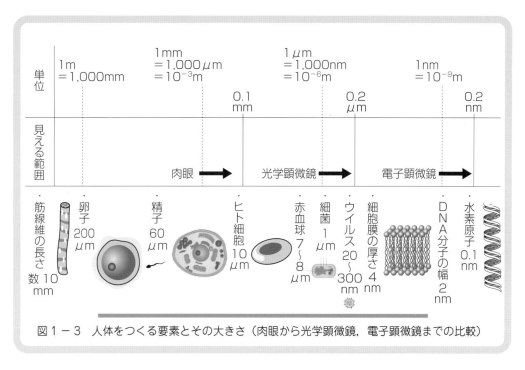

図1-3　人体をつくる要素とその大きさ（肉眼から光学顕微鏡，電子顕微鏡までの比較）

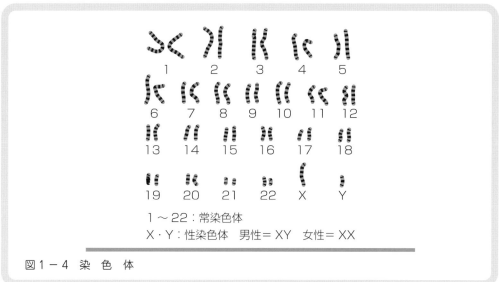

1～22：常染色体
Ｘ・Ｙ：性染色体　男性＝XY　女性＝XX

図1-4　染　色　体

染色体上には遺伝子が一定の順序で規則正しく並んでいる。

1）有糸分裂

　有糸分裂は前期，中期，後期，および終期の4期に分けられる。前期は染色体が見え始めることにより始まる。染色体は2本の等質な染色分体からなっている。前期の終わりには核小体と核膜が消失する。中期には染色体が赤道面に配列する。後期は染色体が分離し，赤道面から両極まで移動する時期である。終期には核膜が再構成される。核膜の再構成や染色体の変化とともに，細胞質が赤道面に相当する位置でくびれ，細胞質の分裂が始まり，最終的に2個の娘細胞が形成される。

2）減数分裂

　減数分裂は特殊な細胞分裂で，生殖細胞が配偶子（精子，卵子）を形成する過程で行う分裂である。また成熟分裂ともいわれる。減数分裂は第1分裂と第2分裂との連続した2段階の有糸分裂からなる。生殖細胞は配偶子への形成過程で，核の染色体の数（ヒトでは23本）は半分になる。このとき，形成される精子は22＋Xと22＋Yの2種類からなる。卵子は22＋Xの1種類である。性染色体のうちY染色体に精巣決定因子があるとされており，受精の瞬間に性の決定が行われる。精子と卵子が受精すると2個の配偶子の核は融合して，染色体は本来の2倍体数（ヒトでは46本）に戻る。

染色体または遺伝子に変化を伴う症候群

　ヒトの染色体は前述のように，22対の常染色体（1～22）と1対の性染色体からなり，計46本であるが，染色体異常はその数の変化によって起こる。常染色体異常と性染色体異常の2つに分けられる。

常染色体異常

　5p−症候群（ごぴーまいなすしょうこうぐん）（ネコ鳴き症候群）は5番染色体の短腕(5p)の末端の一部が欠損するモノソミーによって起こる。低出生体重(2,500 g未満)として生まれることが多く，成長障害，新生児期から乳児期には猫の鳴き声のようなかん高い泣き声が高頻度に認められる。

　ダウン症候群（Down syndrome）の約95％の症例は21番染色体が1本多く3本存在するトリソミーによる疾患である。知的障害，小頭症，低身長，先天性心疾患（心内膜床欠損症や心室中隔欠損症など），および特徴的顔貌を引き起こす。

　ウィリアムズ症候群（Williams syndrome）は，成長障害，精神発達の遅れ（認知能の問題が目立つ，特に視覚性認知障害あり，多動・行動異常あり），妖精様顔貌などがある。

性染色体異常

　ターナー症候群（染色体45本）は女性のみに出現し，X染色体のうち1本が欠損または部分的に欠損している疾患で，モノソミーである。低身長，性腺異形成，特徴的奇形徴候により特徴づけられる。

クラインフェルター症候群は男性のみに出現し，性染色体の数に異常がある病気である。男性のX性染色体が1つ増える（XXY）や，2つ増える（XXXY）など，Xが少なくとも1つ以上多いことが特徴である。四肢細長，思春期発来遅延，精巣萎縮，無精子症などが主な症状の特徴である。

2 ウイルス

ウイルスは細菌とは異なり，細胞の構造をもっておらず核酸とそれを包む膜からなっている。単独の増殖は不可能なので生物の細胞内（宿主という）に侵入して増殖する。

ウイルスの感染予防にはワクチンが使われる。感染した場合には抗ウイルス薬が投与される。抗生物質による治療は行われない。

生物の細胞は光学顕微鏡で見ることができるが，ウイルスは電子顕微鏡で見ることができる約20〜300nmの大きさである。生物の細胞に比べるとはるかに小さくフィルターなどは通過してしまう。

3 組　　織

ヒトの身体は，同じ種類の細胞や似た細胞が集まって組織をつくっている。基本型の組織は，上皮組織，結合組織（支持組織），筋組織，神経組織の4種類である。これらの4種類の組織が複雑に組み合わさり，いろいろな器官をつくっている。

（1）上皮組織　epithelial tissue

上皮組織は皮膚，体腔，導管，脈管などの表面に並んでおり，形態的に単層上皮と重層上皮に分けられる（表1−5，図1−5）。また，機能的には，中空器官の内面を覆う被蓋上皮，呼吸上皮，感覚上皮に分けられる。

表1−5　上皮組織

単　層	単層扁平上皮	心臓，血管，リンパ管の内腔を覆う。	
	単層立方上皮	卵巣の表面や甲状腺の分泌部にある。	
	単層円柱上皮	腸の内面を覆い，分泌や吸収を行う。	
重　層	重層扁平上皮	皮膚，口腔，咽頭，食道，腟の大部分を覆い，摩滅や裂傷を防ぐ。	
	重層円柱上皮	結膜にみられる。	
	移行上皮	膀胱・尿管にみられる。膨脹，収縮を行う部位に存在する。	

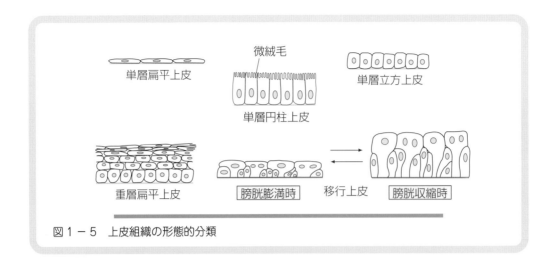

図1−5　上皮組織の形態的分類

（2）結合組織（支持組織）　connective tissue

　　　　狭義の結合組織と，特殊に分化した結合組織（軟骨組織，骨組織，血液とリンパ）をいう。

1）線維性結合組織

　　　　結合組織は身体の支持と結合に働いている。疎性結合組織と緻密結合組織がある。

- 疎性結合組織：組織と組織を結合したり，隙間を埋める。膠原線維（collagen fiber）や弾力のある弾性線維が主体である。疎性結合組織の中には多量の脂肪が含まれる。
- 緻密結合組織：膠原線維を主体としている。線維の配列が密で，そのため強靭な組織である。靱帯や腱を構成している。また真皮として皮膚の上皮層を保持している。

2）軟骨組織

　　　　軟骨は膠質の基質からなり，そこには膠原線維と軟骨細胞が埋まっている。構成成分の違いから3種類に分けられる（表1−6）。

表1−6　軟骨の種類

硝子軟骨	関節軟骨，肋軟骨，鼻の軟骨，気管の軟骨　など
弾性軟骨	耳介の軟骨，喉頭蓋の軟骨
線維軟骨	恥骨結合，椎間板　など

3）骨組織

　　　　骨をつくっている硬い組織である。骨細胞と細胞間質からなり，細胞間質は豊富な膠原線維のほかにリン酸カルシウムや炭酸カルシウムを多量に含んでいる。

　　　　骨は，骨皮質と海綿質に分かれ，中心部は骨髄腔とよばれ，造血のための骨髄が存在

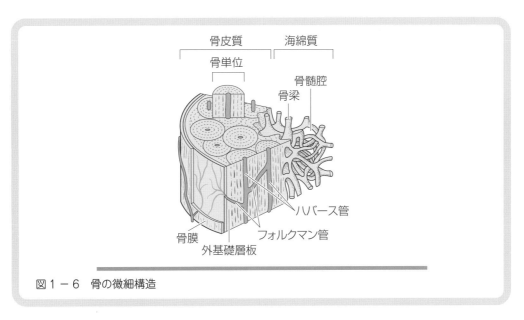

図1－6　骨の微細構造

する。その外側は層板が年輪のように円柱となって構成される骨単位が組み合わさって
おり，さらにその外側を骨膜が覆っている。骨単位の中央にはハバース管とよばれる管
が縦に通っており，ハバース管を直交するように交通するのがフォルクマン管である（図
1－6）。

4) 血液　blood

　　血液は液性物質の中に細胞成分（赤血球，白血球，血小板）および細胞質の破片を
浮遊させている組織である。液体成分の血漿から凝固因子が除かれた液性成分が血清
（serum）である。

①赤血球　red blood cell（erythrocyte）：RBC　　大きさは，直径約8μmで，酸
素および炭酸ガスの一部を運搬をしている。寿命は120日程度，脾臓で破壊される。血
液1mm^{3}につき男性で500万個，女性で450万個程度存在する。

②白血球　white blood cell（leukocyte）：WBC　　核や細胞小器官をもち，血液
1mm^{3}につき5,000 ～ 8,000個程度存在する。リンパ球，単球，好中球，好酸球，好塩
基球がある。このうち，好中球，好酸球，好塩基球は細胞内に顆粒を含むので顆粒球，
その他を無顆粒球とよぶ（表1－7）。

表1－7　白血球の分類と主な働き

無顆粒球	リンパ球	リンパ節，胸腺，脾臓，骨髄からつくられる。免疫に関与している。
	単　球	細菌を貪食する能力をもち，生体の防御にあたる。
顆粒球	好中球	細菌を捕捉し，殺菌する。
	好酸球	アレルギー性反応の際に増殖する。
	好塩基球	即時型アレルギーを起こす。

③血小板　platelet (thrombocyte)：PLT　　大きさは，直径2〜4μmで，血液1mm³につき20〜40万個程度存在する。止血機構に主な役割を果たす。

④血漿　plasma　　全血総量の55％を占める。細胞成分は男性45％，女性40％。

（3）筋　組　織

　　筋組織は構造と機能のうえから骨格筋，心筋，および平滑筋の3種類に区分されている。骨格筋と心筋には横紋がみられるが平滑筋には横紋はない。骨格筋は随意筋であるが，心筋と平滑筋は不随意筋である。

①骨格筋　　細長い円柱状で多数の核を有している細胞である。通常，骨や腱に付着し，骨と共同して運動を起こす。骨格筋は筋原線維がまとまって筋線維をつくり，さらに筋線維が束になって筋束となり，それがいくつも合わさって筋膜に覆われている。筋原線維には，Z線が縦に走り，Z線とZ線の間を筋節という（図1－7）。筋の収縮時は，筋原線維中のミオシンフィラメントの上にアクチンフィラメントがたぐり込まれて

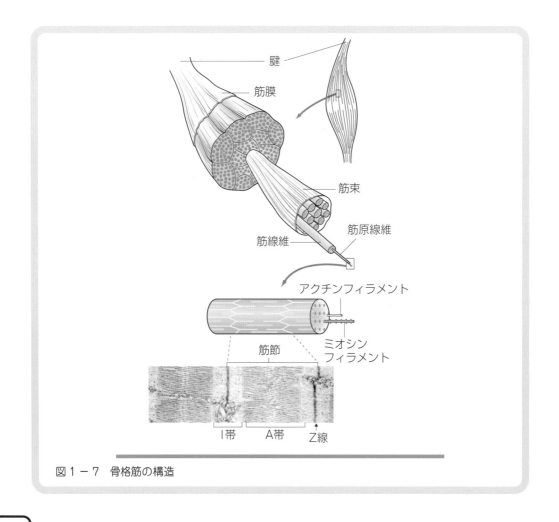

図1－7　骨格筋の構造

A帯とよばれる部分が短くなる。I帯の長さは変わらない。

②**心　筋**　　心筋細胞には横紋がみられる。1個の核は細胞の中央に存在する。心筋線維は互いに介在板とよばれる細胞間結合装置で連結されている。

③**平滑筋**　　横紋をもたない。核は筋線維の中央に1個認められる。平滑筋線維は血管壁や呼吸器，消化器にみられる。

（4）神 経 組 織

　　脳，脊髄とそれらから伸び出している末梢神経をつくっている組織である。神経細胞は興奮の伝達という特別な機能をもつ細胞である。神経細胞は2種類の突起をもっている。興奮を細胞体のほうへ伝えるのが樹状突起（短い）で，興奮を細胞体から遠くへ伝えるものが神経突起（長い）である。1つの神経細胞をニューロン（neuron）という（図1-8）。ニューロンとニューロンが接触する部分をシナプスという。シナプスは，神経（化学）伝達物質を放出することによって，ニューロンに興奮を伝達する機能をもつ。神経突起は髄鞘という鞘に包まれている。この突起は軸索とよばれる。軸索はある間隔ごとにくびれており，ここをランヴィエの絞輪という。髄鞘をもつものを有髄線維（伝導速度が速い），もたないものを無髄線維とよぶ。中枢神経の神経組織には神経細胞とその突起だけではなく，それを支持する神経膠（グリア）細胞とよばれる細胞がある。グリア細胞はニューロンに栄養を与え，また保護する働きがある。

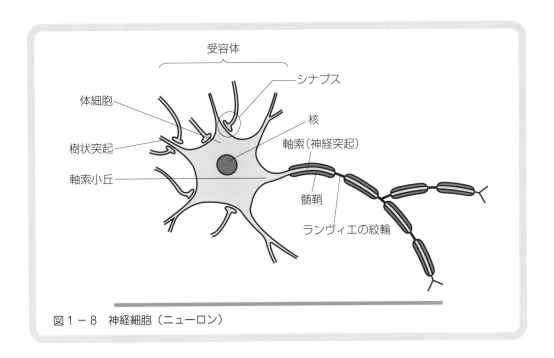

図1-8　神経細胞（ニューロン）

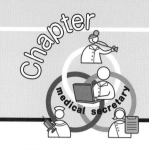
2 神経系・感覚器

- 脳幹について説明できる。
- 脳と脊髄を包む膜について説明できる。
- 12対の脳神経について説明できる。
- 自律神経の2つの系（交感神経と副交感神経）について説明できる。
- 眼球の構造と，眼球を動かす筋の支配神経を説明できる。
- 耳の構造と音の伝わり方を説明できる。
- 身体の平衡をつかさどる構造を説明できる。

神 経 系 ①

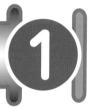

神経系は，神経細胞の働きによって情報の伝達と処理を行う一連の器官のことである。

1 神経系の区分

神経系は中枢神経系の脳，脊髄と，末梢神経系の脳神経（12対），脊髄神経（31対）に分けられる。中枢神経系は，身体の末梢からの刺激を受け取って，これに対応した刺激を命令として末梢に伝える。脳と脊髄には，数多くの神経細胞（ニューロン）が集まっている（図1－8 p.11参照）。その他に，脳には神経膠（グリア）細胞がある。

脳と脊髄は灰白質と白質の2つに区分される。灰白質にはニューロンの細胞体が存在し，白質には，神経線維が存在する。

末梢神経系は身体の末梢と脳，脊髄間で刺激を伝える。灰白質は求心性（感覚性）神経とよばれ，感覚受容器からの刺激を中枢神経系に伝え，白質は，遠心性（運動性）神経とよばれ，脳および脊髄からの刺激を筋や腺などの効果器に伝える（図2－1）。

末梢神経には，その他に自律神経があり，交感神経系と副交感神経系に分けられ，呼吸，血圧，発汗，排尿，排便などを調節して全身の恒常性（ホメオスタシス）を保っている。

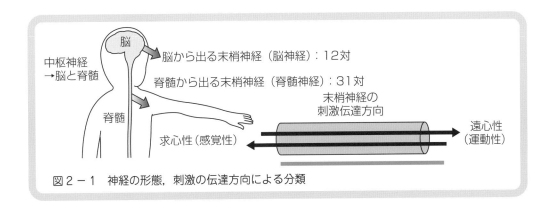

図2-1　神経の形態，刺激の伝達方向による分類

中枢神経
→脳と脊髄

脳

脳から出る末梢神経（脳神経）：12対

脊髄から出る末梢神経（脊髄神経）：31対

脊髄

求心性（感覚性）

末梢神経の
刺激伝達方向

遠心性
（運動性）

2 脳と脊髄を包む膜

　脳と脊髄は外側から硬膜，クモ膜，軟膜の順に3つの膜によって包まれている。硬膜は最外層をなす厚い膜で，クモ膜は硬膜の内面に接着している柔らかで半透明の膜である。硬膜とクモ膜とが人為的または病的に剥離した場合に硬膜下腔が形成される。例えば，硬膜下血腫などの場合がある。軟膜は最内層の薄い膜で脳と脊髄の表面に密着している。クモ膜と軟膜の間はクモ膜下腔とよばれる。脳と脊髄は，脳室とクモ膜下腔を満たしている脳脊髄液によって，衝撃や摩擦などから保護されている。

3 脳　brain

　ヒトの成人の脳の重さは，体重の約2%にあたり1.2〜1.6kgである。男性は女性よりもやや重い。脳は大脳，間脳，中脳，橋，延髄，小脳に分けられ，これらのうち中脳，橋，延髄は脳幹とよばれ，生命維持に関与する呼吸，循環などを調節する働きがある。脳幹は身体の平衡，姿勢の保持，四肢や体幹の運動の調節をつかさどり，またここには，呼吸や循環などの自律機能の中枢も存在する。

　大脳表層は大脳皮質とよばれ，その表面には多数のシワが存在する。大脳は前後に走る大脳縦裂という大きな溝によって左右の大脳半球に分けられる。大脳半球はさらに前頭葉，頭頂葉，側頭葉，後頭葉の4つに分けられる。

　大脳皮質は部分によって機能が違うと考えられており，その違いによって運動野，感覚野，連合野に区別される。これを大脳の機能局在という。運動野は，中心溝の前方にある中心前回にあって，骨格筋の運動を支配する。中心後回にある体性感覚野の神経細胞は求心性で，感覚受容器からの情報を処理する（図2-2a）。前頭葉には，運動性言語中枢（ブローカ中枢）とよばれる，喉頭，口唇，舌の運動を調節する中枢がある。言語中枢のもう一つは，側頭葉と頭頂葉にまたがる感覚性言語中枢（ウェルニッケ中枢）で，言語の理解を行う特別な皮質野である（図2-2b）。聴覚中枢は側頭葉にある。

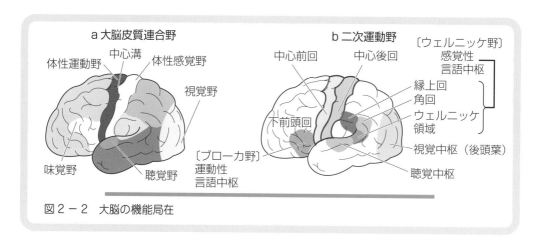

a 大脳皮質連合野

体性運動野　中心溝　体性感覚野
視覚野
味覚野　聴覚野

b 二次運動野
中心前回　中心後回
〔ウェルニッケ野〕
感覚性
言語中枢
縁上回
角回
ウェルニッケ
領域
視覚中枢（後頭葉）
聴覚中枢
下前頭回
〔ブローカ野〕
運動性
言語中枢

図2-2　大脳の機能局在

　間脳は視床，視床下部からなり，視床下部には下垂体がつながっている。視床下部には生命維持に重要な中枢がある。これらの中枢が制御するのは，内部環境を一定に保つ働き（恒常性，ホメオスタシス）をしている自律神経系と内分泌系の2つである。そのほかに体温調節，物質代謝，睡眠などの中枢がある。

　延髄は脊髄につづく脳幹の一番下にある。延髄の灰白質には心臓血管中枢，呼吸中枢，嚥下中枢などの生命維持に重要な中枢が存在する。

　小脳は，運動調節中枢として重要な役割を果たしている。

4 脳の血管

　脳に分布する動脈には，内頸動脈と椎骨動脈の2つの系統の動脈が存在する。これらの動脈は互いに連絡しており，ウィリス動脈輪とよばれる輪をつくっている。脳からの静脈血は硬膜静脈洞に集められ内頸静脈を経て上大静脈に流入する。

5 脳神経　cranial nerve

　神経系は脳と脊髄からなる中枢神経系と，主に脳から出る12対の脳神経，および脊髄から出る31対の脊髄神経で構成される。脳神経は由来と役割をもとにして3つのグループに分類される（表2-1，図2-3）。

6 脊髄　spinal cord

　脊髄は脳（延髄）につづいており，脊柱管の中にある円柱状のものである。脊髄の断面をみると外側には白質があり神経線維が，脊髄の内部には灰白質があり神経細胞が存在する（図2-4）。

表2-1　脳神経の分類

体性運動神経	特殊知覚神経	鰓弓神経
Ⅲ. 動眼神経 ⎫ Ⅳ. 滑車神経 ⎬（眼球を動かす） Ⅵ. 外転神経 ⎭ Ⅻ. 舌下神経（舌の動きを支配する）	Ⅰ. 嗅神経 Ⅱ. 視神経 Ⅷ. 内耳神経	Ⅴ. 三叉神経 Ⅶ. 顔面神経 Ⅸ. 舌咽神経 Ⅹ. 迷走神経 Ⅺ. 副神経

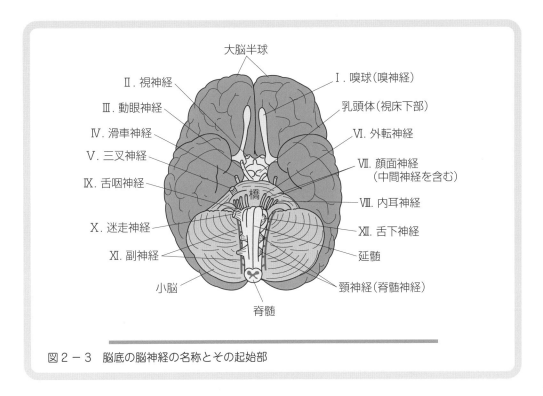

図2-3　脳底の脳神経の名称とその起始部

　脊髄は長さ40〜50cmである。脊髄の末端は細くなり脊髄終糸とよばれ糸状になって終わる。灰白質は，前角（前柱），側角，後角に区別される。胸髄には側角とよばれる自律神経系の交感神経に属する神経細胞が存在する部位がある。

7　脊髄神経　spinal nerve

　脊髄からは，頸神経8対，胸神経12対，腰神経5対，仙骨神経5対，尾骨神経1対の脊髄神経（31対）が出ている。脊髄の両側から出る前根は，運動性の線維（骨格筋を支配）を含み，後根は知覚性の線維を含んでいる。頸神経叢の枝である横隔神経は横隔膜の運動を支配する。頸神経がつくる腕神経叢から出る神経は，上肢帯と上肢の筋と皮膚に分布する。仙骨神経の枝がつくる仙骨神経叢からは人体最大の神経である坐骨神

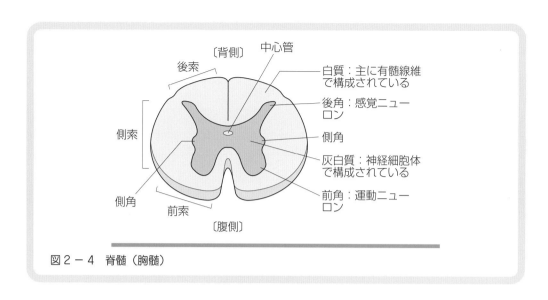

図2-4　脊髄（胸髄）

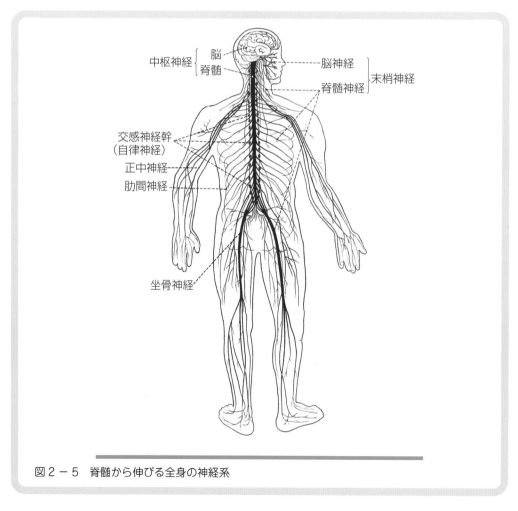

図2-5　脊髄から伸びる全身の神経系

経が出て，下肢の筋を支配する（図2－5）。

8 自律神経の働き

　ヒトでは，外的環境の変化に対して身体の内部環境は常に安定した一定の水準に保たれている。このような生体の恒常性（ホメオスタシス）を維持するように働いている器官を調節する神経系を自律神経系という。自律神経は中枢神経および末梢神経に対するものではなく，動物神経（脳脊髄神経）に対するものである。

　自律神経は内臓，血管，腺などの不随意性器官に分布し，直接生命維持に必要な諸作用を無意識，反射的に調節する。自律神経系は交感神経と副交感神経とに分けられる（図2－6）。交感神経の興奮は身体の機能が亢進しているときに起こっている。交感神経は緊急時に身体の働きを亢進させるのに役立つ。副交感神経は物質代謝，再生および体力の蓄えをつくるのに役立つ。交感神経と副交感神経は，多くの場合1つの器官に分布するが，それらの作用は正反対である。

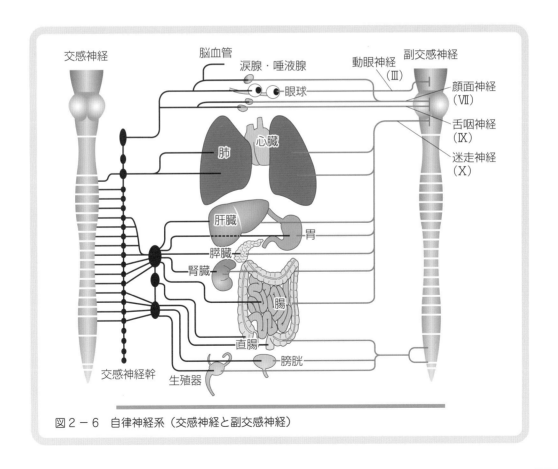

図2－6　自律神経系（交感神経と副交感神経）

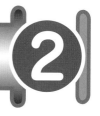

感 覚 器

1 眼球の構造

　眼球の大きさは直径2.5cm，重さは約7.4gである。眼球の構造はカメラの構造に似ており，ボディーを強膜，フィルターを角膜，レンズを水晶体，しぼりを虹彩，フィルムを網膜にたとえることができる。

　眼球は外壁と内容物からなる。外壁は3層構造である。最外層は前方の角膜とそれにつづく強膜からなり，中間層は眼球血管膜と総称され，虹彩，毛様体，脈絡膜からなる。最内層は網膜である。眼球の内容物には，水晶体，硝子体，眼房水がある。角膜と虹彩の間を前眼房，虹彩と水晶体の間を後眼房とよぶ。前眼房と後眼房には眼房水がある。眼房水の圧を眼内圧という。眼内圧が高まって緑内障となる。緑内障は進行すると視神経が障害され，視野（見える範囲）が狭くなったり，部分的に見えなくなったりする病気である（図2－7）。

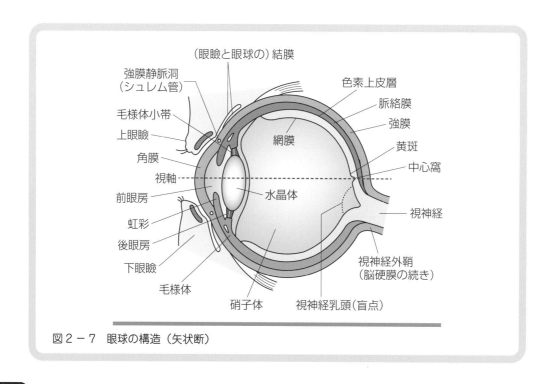

図2－7　眼球の構造（矢状断）

（1）結膜　conjunctiva

上下の眼瞼（まぶた）の内面と強膜の前面を覆っている膜で，3つの部位に分けられる。
- 眼瞼結膜：眼瞼内面を覆う部分。
- 眼球結膜：強膜の前方を覆う部分。
- 結膜円蓋：眼瞼結膜から眼球の表面の結膜へと移行する部分。

（2）角膜　cornea

眼球の前方の部分の透明な膜で，これは強膜へと移行する。光を屈折させ，レンズとしての働きがある。角膜の特徴は，血管のない組織で，また痛覚・冷覚をもっている。

（3）強膜　sclera

「白目」とよばれる乳白色の膜で，前方は角膜とつながっている。強膜には血管が少ない。

（4）眼球血管膜

強膜と網膜の間にあり，血管や色素に富んだ膜で，虹彩（iris），毛様体，脈絡膜の3つの部位からなる。虹彩に囲まれた部位を瞳孔とよび，ここを通過する光の量を調節している。毛様体は，毛様体小帯によって水晶体の厚さを変える働きをしている。前眼房と後眼房内は毛様体上皮から分泌される眼房水によって満たされている。

（5）水晶体　lens

光を屈折させ，網膜に像を映す役割をしている。

（6）硝子体　vitreous body

眼球の内部の大部分を満たしている，無色透明のやや固いゼリー状の物質である。

（7）網膜　retina

網膜には，桿体と錐体とよばれる2種類の視細胞がある。桿体は光を感じ，錐体は色を見分ける。光は視細胞によって刺激に変えられ，視神経を通って，大脳の後頭葉にある視覚野に伝えられる。網膜の後方には黄斑があり，その中央に中心窩があり，ここには錐体のみが存在して，視力の最もよいところである。中心窩の内側には，視神経乳頭があり，この部分は盲点とよばれ，ここには光を感じる細胞（視細胞）がない。

眼を栄養するのに主要な動脈である眼動脈は，内頸動脈から頭蓋腔内に入って分岐する最初の枝である。途中で眼動脈から分岐した網膜中心動脈は視神経管を通り，網膜の内面に分布する。

2 眼の主な病気

（1）ドライアイ　dry eye

　　ドライアイとは角膜乾燥症ともよばれ，涙の分泌量が低下したときなどに起こる。テレビやコンピュータなどの画面を長い時間にわたって見つめることで起こりやすくなる。コンタクトレンズを装着する人や，エアコンなどで乾燥した環境下で発生が増加するといわれている。

（2）緑内障　glaucoma

　　緑内障は眼圧が上昇することで起こる視神経が障害される疾患である。眼房水は毛様体上皮でつくられて後眼房から前眼房に出てシュレム管から排出される。この循環によって発生するのが眼圧で，正常値は 10 〜 20mmHg である。緑内障は，シュレム管から眼房水の排出がうまく行われない場合に起こり，視神経が障害され失明することがある。

（3）白内障　cataract

　　水晶体が変性し，白色に濁ることにより発症する。発症は加齢によるものが多く，45歳以上に多く，年齢を重ねるにつれて割合が増加する。進行した白内障に対しては，濁った水晶体を手術で取り除き，眼内レンズを挿入する治療が行われる。

（4）網膜剥離　retinal detachment

　　網膜剥離は，網膜に亀裂や孔ができて網膜の層の間に液体が入り，剥がれることにより起こる。多くの場合，原因不明である。しだいに視力が失われる疾患である。

（5）加齢黄斑変性　age related macular degeneration

　　加齢黄斑変性は，加齢により網膜の中心部で最もよく見える部位である黄斑に障害が生じて，見ているものの一部が見えなくなる疾患である。50 歳以上の人に多くみられ，高齢になるほど増加している。

（6）屈 折 異 常

1）近視　myopia

　　網膜より前方に像が焦点を結んでしまう状態である。遠くを見るときは像がぼけて見えるが，近くは眼鏡なしで見ることができる。屈折の矯正は凹レンズを使用する。

2）遠視　hyperopia

　　網膜より後方に像が焦点を結んでしまう状態である。この場合には遠くのものも近く

のものもはっきりと見ることができない。矯正は凸レンズで行う。

3 耳の構造と機能

　耳は，外耳・中耳・内耳という3つの部位に分類される（図2－8）。音により発生した音波は，鼓膜を振動させ，耳小骨に伝わる。耳小骨から蝸牛（かぎゅう）の内部の内リンパ液に伝わった振動は，らせん器の有毛細胞を刺激する。刺激は内耳神経によって大脳の聴覚野に伝えられる。

（1）外耳　external ear
　外耳は耳介と外耳道からなる。音の波は中耳との境にある鼓膜を振動させ，中耳にある耳小骨（ツチ骨・キヌタ骨・アブミ骨）に伝わる。耳介は皮膚と軟骨から構成される。

（2）中耳　middle ear
　鼓室，耳管の総称である。鼓膜の奥には鼓室があり，鼓膜に付着するツチ骨，キヌタ骨，アブミ骨の順に3つの耳小骨が存在する。アブミ骨は内耳の前庭窓にはまっていて，音の振動を内耳のリンパ液に伝える。

（3）内耳　internal ear
　内耳は側頭骨の中にあり，骨迷路とその中にある膜迷路からなる。聴覚をつかさどる

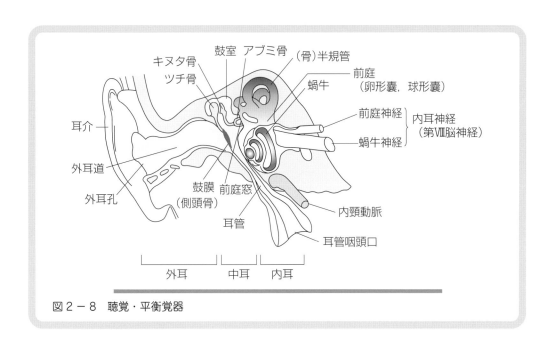

図2－8　聴覚・平衡覚器

のは蝸牛で，平衡覚をつかさどるのは前庭と半規管である。

①蝸牛　　カタツムリの形をしたラセン状の器官で，蝸牛管の内部にあるコルチ器は音を感知する装置である。

②前庭　　蝸牛と半規管をつなぐ部位で，卵形嚢と球形嚢がある。直線加速度（頭を傾けるうなずく運動）を感知する。

③半規管　　膜半規管は3本からなり，回転加速度（頭を振る運動）を感知する。

4 聴 覚 障 害

（1）伝音性難聴　conductive deafness

　　外耳，中耳の障害による難聴で，耳垢栓塞・中耳炎の炎症・耳小骨の異常などで起こり，内耳まで音が伝わりにくく，小さな音が聞こえにくい。

（2）感音性難聴　sensorineural deafness

　　内耳や神経に障害のある難聴である。

①突発性難聴　　普段の生活をしていて，突然に片側の耳が聞こえなくなる病気である。50～60歳代に多くみられる。

②メニエール病　Meniere disease　　回転性めまい，難聴，耳鳴りが起きるもので，30～50歳代に多い。また，吐き気や嘔吐などの症状が起こることがある。内耳にある内リンパ液が過剰（内リンパ水腫）となり，半規管や蝸牛の感覚細胞が障害される。

③騒音性難聴　　大きな音を聞くと，一過性に耳鳴りや難聴が起こる。内耳の蝸牛にあるコルチ器の有毛細胞が傷害を受け，回復不能になるために起こる難聴である。

④老人性難聴　　加齢によって起こる難聴で，コルチ器の有毛細胞が変性して起こる。初めは高音が聞こえにくくなり，その後低音の聞こえも悪くなることがある。

⑤聴神経腫瘍　　聴神経とは，解剖学名では内耳神経（第Ⅷ脳神経）のことで，蝸牛神経と前庭神経の2つがある。これらの神経に生じる腫瘍を聴神経腫瘍という。ほとんどは良性腫瘍であるが，腫瘍が神経を圧迫することによって，めまいや難聴，耳鳴りなどを発症する。

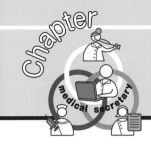

Chapter 3 循環器系

学習目標

- ポンプとして働く心臓の構造と機能について説明できる。
- 全身に血液を送る血管系について説明できる。
- 肺循環（小循環）と体循環（大循環）の経路を，血液の流れる順序に沿って説明できる。
- 全身の主な動脈と静脈の名称が説明できる。

　循環器系は主に心臓と血管から構成され全身へ血液を循環する働きをしている。血液の循環によって酸素，栄養やホルモンおよび老廃物が運ばれる。

　ヒトの身体の中には，体重の約8%（1/13）の血液がある（p.26参照）。

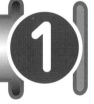

心臓　heart

　心臓は，ほぼ円錐形をした器官である。長さ約10cmで，ヒトの握りこぶし大の大きさである。女性で約225ｇの重量があり，男性は女性よりも重く約300ｇである。

1 心臓の位置

　心臓は左右の肺に挟まれて，胸腔内の縦隔内にあって右側から少し左側に斜めに偏って位置している。縦隔は前方を胸骨，後方を胸椎，左右を肺，下方を横隔膜によって囲まれた空間である。内部には，心臓，大血管，食道などがある。心底（大血管の出入りする部位）は上方に，心尖（左心室の尖っている部位）は下方に存在する。心尖は，左第5肋間隙の高さで，乳頭のやや内側下方に位置する。

2 心臓の構造と働き

（1）心臓の内腔の構造と働き

　心臓の内腔は4つの部屋に分かれている。心臓は心房と心室の2つの部位に分けられ，さらに，心房は心房中隔によって，心室は心室中隔によって左右に分けられる。心房と心室の間には房室弁があり，右の房室弁は三尖弁，左の房室弁は僧帽弁とよばれる。心

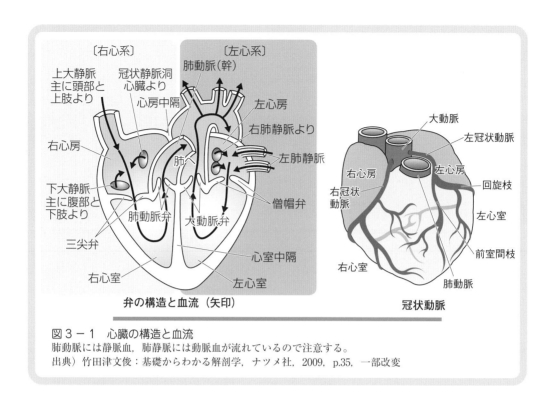

図3－1　心臓の構造と血流
肺動脈には静脈血，肺静脈には動脈血が流れているので注意する。
出典）竹田津文俊：基礎からわかる解剖学，ナツメ社，2009，p.35，一部改変

臓の機能には肺に血液を送る右のポンプ（肺循環）と全身に血液を送る左のポンプ（体循環）の２つの働きがある。右のポンプは，全身からの静脈血は上・下大静脈から右心房に流れ込む。次に三尖弁を経由して右心室に入る。そして肺動脈弁を通り肺動脈から肺に血液を送る。肺でガス交換が行われ，酸素を多く含む動脈血は肺静脈を通り左心房に入り，僧帽弁を通って左心室，大動脈弁，大動脈から全身に送られる（図3－1）。

（2）心臓の壁の構造

　　心臓は外側から心外膜，心筋層，心内膜の順で3層の組織から構成される（表3－1）。外側の線維性嚢（線維性心膜）は上方で大血管の外膜に連続しており，また下方では横隔膜に結合している。その弾力のない線維性の性質は心臓の過度の拡張を防いでいる。

表3－1　心臓の壁の構造

心外膜	上方で折れ返って壁側心膜に移行して心臓を覆う。心外膜と壁側心膜の間の隙間を心膜腔という。壁側心膜の外層には線維性心膜があり壁側心膜と心嚢をつくっている。線維性心膜は，血管の外膜に連続している。
心筋層	心臓にだけにみられる心筋組織で構成されている。心筋には骨格筋のように横紋が観察され，左心室が最も厚く，右心室の約3倍の厚さがある。
心内膜	心筋と弁膜の内面を覆う。心内膜は非常に薄く単層扁平上皮細胞からなり，血管の裏側の内皮に連続している。

3 心臓への血液供給

　心臓は，大動脈弁のすぐ上方で上行大動脈から分岐する右・左冠状動脈によって栄養されている。2本の冠状動脈には心臓から押し出される血液の約5%が流入する。静脈血は，主に右心房に開口する冠状静脈洞に集められ，心臓に戻ってくる。

4 刺激伝導系　conduction system と心電図　electrocardiogram：ECG

　心筋にはみずから自動的に収縮する機能があり，神経支配がなくても規則正しく収縮することができる。心臓の収縮は心臓の右心房上部にある洞房結節で発生した規則正しい電気的興奮が，（心房内伝導路，）房室結節，ヒス束，右脚・左脚，プルキンエ（Purkinje）線維を伝わり心室筋まで伝達することで起こる。心臓を拍動させるための興奮刺激の通り道を刺激伝導系という（図3－2）。

（1）洞房結節　sinoatrial node：SA node, pacemaker
　洞房結節は上大静脈開口部に近い右心房壁内に存在する。洞房結節は心臓の歩調取りでペースメーカーとよばれる。洞房結節の刺激は心房筋を経て房室結節に伝えられる。

（2）房室結節（田原の結節）　atrioventricular node：AV node
　房室結節は，左右の心房の間の壁（心房中隔）に位置している。心房筋を伝わってき

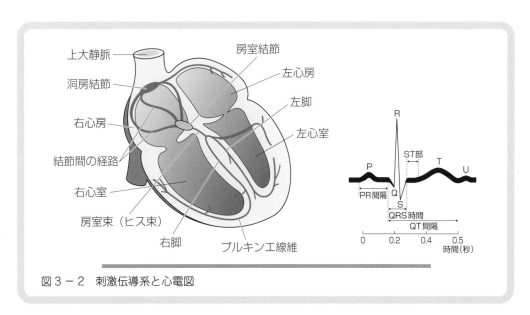

図3－2　刺激伝導系と心電図

た刺激を受け，房室束に伝える。

（3）房室束（ヒス束　His bundle）

房室束は房室結節から始まる直径 1mm ほどの特殊心筋線維の束で，右脚と左脚に分かれ左右の心室に達する。ヒス束は心房と心室をつなぐ唯一の筋である。心室筋の中で右脚と左脚はプルキンエ線維とよばれる網目状の細い線維に分かれ，心室の筋に連続する。

（4）心　電　図

心臓の洞房結節から始まった電気的興奮は，心房から房室結節に伝わり，房室結節，ヒス束，右脚・左脚，プルキンエ線維へと伝わり心室を収縮させる。身体の表面から心臓の活動電位を記録したものが心電図（ECG）である。心電図の波形には P 波，QRS 群（QRS 波），T 波 がある。P 波は心房の興奮を表す。QRS 波は心室の興奮開始を表し，心室全体に広がる時間を表している。ST 部分は心室全体が興奮しているのを表している。狭心症の発作時には ST 部分の低下，急性心筋梗塞の場合には ST 部分の上昇が認められる。

5　心臓の機能と血圧　blood pressure

心拍出量は，心臓から 1 分間に排出される血液の量である。

心拍出量 ＝ 1 回拍出量 × 心拍数

健康な成人では，安静時における 1 回拍出量はおよそ 70mL である。心拍数が 70 回 / 分であるなら，心拍出量はおよそ 4.9L/ 分である。

血圧は，心臓から押し出された血液が血管壁に及ぼす力あるいは圧力である。左心室が収縮して大動脈中に血液を押し出すとき，動脈内に生じる圧は収縮期血圧（最高血圧）とよばれ，正常の場合，成人では約 120mmHg である。血液の拍出後の動脈内の圧力は拡張期血圧（最低血圧）とよばれ，正常の場合，成人では約 80mmHg である。収縮

ヒトの全血量

ヒトの全血量は，体重の約 8%（1/13）である。体重 60kg の人では，約 5L である。全血量と心臓が 1 分間に送り出す血液量（心拍出量）はほぼ同じである。

脈圧の変化と疾患

脈圧の大きさは，大動脈などの太い動脈が動脈硬化の進行の度合いを示しており，脈圧は加齢とともに増大して，動脈硬化が進むと脈圧は増大する。脈圧が 60mmHg 以上では動脈硬化が進行している可能性が高い。

期血圧と拡張期血圧の差が脈圧である。

　心臓の支配神経は，延髄内の心臓血管中枢から起こる自律神経系によって調節されている。副交感神経（迷走神経）は心拍数を低下させる。交感神経は心拍数を増加させる。

6　心臓の疾患

（1）虚血性心疾患　ischemic heart disease：IHD

　心臓を栄養する血管が動脈硬化などにより血液の流れが悪くなり，左右の冠状動脈で，心筋の一部が酸素不足や栄養不足になる疾患である。代表的なものは狭心症と心筋梗塞である。弁膜症，心肥大，不整脈なども虚血をもたらす疾患である。

①狭心症　angina pectoris　　冠状動脈の内腔が狭くなって，心筋への血液供給が十分に行き渡らないために起こる。胸の痛みや圧迫が起こり，しばらく安静にすると元に戻る疾患である。労作性狭心症（歩行，階段の昇降時），安静時狭心症，不安定狭心症（労作，安静時ともに起こる。ニトログリセリンが効きにくい）がある。

②心筋梗塞　myocardial infarction　　冠状動脈が詰まって心筋への血液供給が止まり，酸素不足の状態が持続した結果，心筋の一部が壊死する疾患である。心筋細胞が再生することはない。

（2）先天性心疾患　congenital heart disease：CHD

　生まれつきの心臓疾患で，最も多くみられるのは心室中隔欠損（VSD）である。その他に，心房中隔欠損（ASD），動脈管開存（PDA），ファロー四徴症（ToF）などの疾患がある。

（3）血圧異常

　高血圧と低血圧に分けられる。しかし，正常血圧は年齢や体格などによって異なる。一般的に拡張期血圧 90mmHg 以上，収縮期血圧 140mmHg 以上を高血圧症と定めている。

①本態性高血圧症　　原因不明の高血圧症で，全体の 85 〜 90% を占める。高血圧になりやすい体質や，塩分の摂り過ぎ，脂質異常症（LDL-C，コレステロール，中性脂肪（TG）値が高い），肥満，ストレス，喫煙などが原因で発症すると考えられている。

②二次性高血圧症　　腎疾患（腎炎，糖尿病性腎症），ホルモンの異常によって起こる内分泌性高血圧などがあり，全症例の 10 〜 15% を占める。

（4）不　整　脈

①心房細動　atrial fibrillation：AF　　心房細動では心房が小刻みに震えるような状態になる。心房細動が起こると心臓の機能が低下して，心房内に血液が溜まり血栓がで

きやすくなる。そのため血栓が脳梗塞などの疾患を引き起こす原因となる。症状は，動悸，脱力感，胸の不快感などを感じることがある。

②心室頻拍　ventricular tachycardia：VT　　心室頻拍では，心拍が早いリズムで収縮を繰り返し，心拍数が 200 回/分以上になる。心室頻拍が悪化した状態が続くと心室細動に移行しやすくなる。

③心室細動　ventricular fibrillation：VF　　心室が震えるように振動するだけで，血液を十分に送り出せなくなる。そのために，速やかに治療を始めることが必要である。自動体外式除細動器（AED）が有効な場合が多い。

> **ペースメーカーと不整脈**
>
> 　不整脈は，洞房結節（ペースメーカー）の異常で，刺激伝導系の通り道の途中が切れて，心室に興奮が伝わらないことにより起こる。ペースメーカーを植え込むことによってこのような徐脈性不整脈（脈が遅くなる）の調律の異常を正常に戻す。

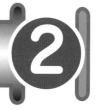

血　管 ②

1　動脈と静脈

　血管には，心臓（心室）から出る血液を全身および肺に運ぶ動脈と，全身と肺から血液を心房に戻す静脈がある。体循環（心臓から全身）では，動脈は動脈血を運び，静脈は静脈血を運んでいる。体循環では，左心房→左心室→大動脈→細動脈→毛細血管→細静脈→大静脈→右心房の順に流れる（図 3 - 3a）。肺循環（心臓から肺）では，肺動脈には静脈血が流れて，肺静脈には動脈血が流れている。肺循環は，右心房→右心室→肺動脈→肺（肺の毛細血管）→肺静脈→左心房の順に流れる（図 3 - 3b）。

　左心室から出た大動脈は，直径約 3cm の太さで，何回も枝分かれをしてだんだん細くなり，細動脈は約 10µm（1/100mm）の太さの毛細血管に移る。毛細血管は血液中の赤血球の直径とほとんど等しく，赤血球（約 8µm）が一列に通れるくらいの太さである。毛細血管は，酸素や栄養素が血管の外に出て，細胞がつくり出した老廃物や炭酸ガスが血管の中に入る物質交換が行われる部位である。血液は，身体を一周するのに約 50 秒の時間がかかる。

　動脈，静脈ともに壁の構造は，内側から内膜（内皮），中膜（平滑筋），外膜の３層で，同じである。動脈は静脈に比べて，平滑筋が厚く弾性線維を多く含んでいる。毛細血管は平滑筋（中膜）を欠いている。

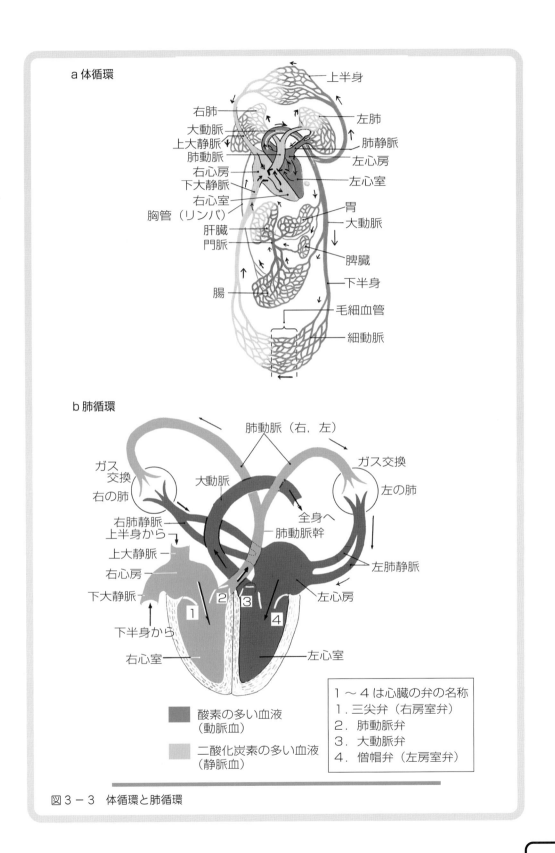

a 体循環

- 上半身
- 右肺
- 左肺
- 大動脈
- 上大静脈
- 肺静脈
- 肺動脈
- 左心房
- 右心房
- 左心室
- 下大静脈
- 右心室
- 胃
- 胸管（リンパ）
- 大動脈
- 肝臓
- 門脈
- 脾臓
- 下半身
- 腸
- 毛細血管
- 細動脈

b 肺循環

- 肺動脈（右，左）
- ガス交換
- ガス交換
- 右の肺
- 大動脈
- 左の肺
- 右肺静脈
- 全身へ
- 上半身から
- 肺動脈幹
- 上大静脈
- 左肺静脈
- 右心房
- 下大静脈
- 左心房
- 下半身から
- 右心室
- 左心室

酸素の多い血液
（動脈血）

二酸化炭素の多い血液
（静脈血）

1〜4は心臓の弁の名称
1．三尖弁（右房室弁）
2．肺動脈弁
3．大動脈弁
4．僧帽弁（左房室弁）

図3−3　体循環と肺循環

（1）動脈　artery

　動脈は心臓から出たばかりの強い圧がかかる大動脈（aorta）から出発し，徐々に枝分かれして末梢で毛細血管に移行する。心臓からの圧が強くかかる部位の動脈壁は弾力性に富んだ構造である。動脈はケガなどの外力による損傷を防ぐために身体の内部を走行し，体表から触れることができる部位は限られている。上肢および下肢では動脈は屈側を走行する。表層にある動脈は，圧迫することにより脈拍を測ることができる（図3

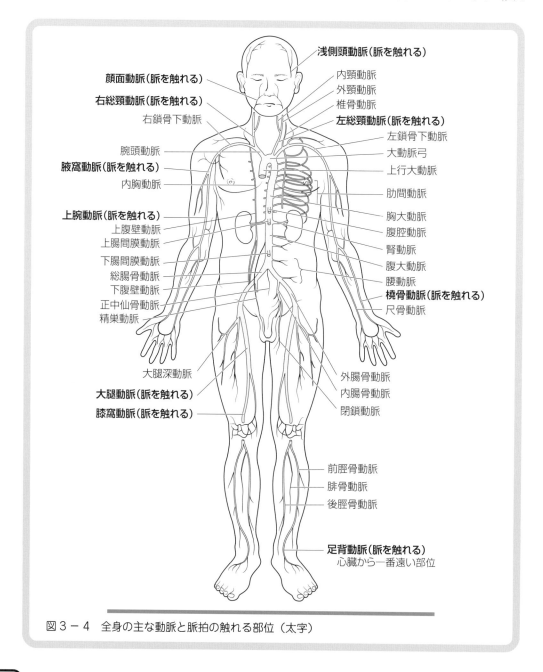

図3-4　全身の主な動脈と脈拍の触れる部位（太字）

－4）。表層にある動脈は，脈拍を測るほかに止血や身体を冷やすために使われる。正常では，脈拍数と心拍数は同じである。

（2）静脈　vein

　　静脈は末梢から血液を心臓まで運ぶ管である。静脈にかかる心拍出力はほとんどなくなっており，呼吸運動や隣接する動脈の拍動，筋肉の収縮運動（筋ポンプ）を利用して血液を心臓まで戻している。静脈には血液の逆流防止のための弁がある。

（3）毛細血管　capillary

　　毛細血管は血液の中にある赤血球の直径（8μm）とほとんど等しく，赤血球が1つ通れるくらいの太さである。この毛細血管のところで，酸素や栄養素が血管の外に出て細胞に与えられ，物質の交換が行われる。動脈の末梢の細動脈は毛細血管となり細静脈へとつづく。毛細血管は血液とまわりの組織液との間でガスなどさまざまな物質交換を行う部位である。

（4）主な動脈・静脈
1）胸部の血管
　①上行大動脈　　上行大動脈は約5cmの長さで，右・左の冠状動脈は，その唯一の枝であり，それらは大動脈弁のすぐ上方の大動脈から起こる。
　②大動脈弓　　大動脈弓は上行大動脈の続きである。上方，後方に，そして左方に走行して下行大動脈（胸大動脈と腹大動脈）に連続する。ここからは腕頭動脈，左総頸動脈，左鎖骨下動脈の順で3本の枝が分枝する。腕頭動脈は約4〜5cmの長さで，右総頸動脈と右鎖骨下動脈に分かれる。
　③下行大動脈　　大動脈弓につづく下行大動脈は，胸郭内では胸大動脈，横隔膜の後方を貫いて腹腔に入ると腹大動脈の2つの部位からなる。胸大動脈からは，胸壁（肋間動脈）と気管支動脈，食道動脈などの枝を出す。
　④大静脈　　頭部と上肢の静脈は，上大静脈に集まり右心房に開口する。胸腹部の静脈と下肢の静脈は下大静脈となり右心房に開口する。
2）腹部の血管
　　腹大動脈は胸大動脈の続きである。腹大動脈は椎体の前面を下行して，左右の総腸骨動脈に分かれる。
　①無対の枝
　　・腹腔動脈：短くて太い動脈である。3つの枝に分かれる。
　　　　　　　　左胃動脈…胃に分布する。
　　　　　　　　脾動脈…膵臓と脾臓に血液を供給する。
　　　　　　　　（総）肝動脈…肝臓・胆嚢および胃，十二指腸，膵臓の一部に分布する。

・上腸間膜動脈：腹大動脈から分岐する。これは小腸の全体と大腸の近位の半分に血液を供給する。

・下腸間膜動脈：腹大動脈から分岐する。これは大腸の遠位半分と直腸の一部に血液を供給する。

②有対の枝

・腎動脈：腎臓に分布し，副腎を栄養する副腎動脈の枝を分岐する。

・精巣（卵巣）動脈：精巣（卵巣）に分布する。

③門脈循環　portal circulation　　門脈循環では，静脈血は腹部の消化器系，脾臓，膵臓から肝臓に入る。胃と腸から吸収された栄養素濃度の高い血液は，最初に肝臓に運ばれていく。

3）上肢の血管

　上肢に分布する動脈は鎖骨下動脈である。右鎖骨下動脈は腕頭動脈から起こり，左鎖骨下動脈は大動脈弓から起こる。第1肋骨上を通過して，腋窩動脈に移行する。

　脳に血液を供給するために上方に走るのは椎骨動脈であり，前胸壁と胸腔内の多くの組織を供給するのは内胸動脈である。

　腋窩動脈は左右の鎖骨下動脈の続きで，続いて上腕動脈となる。上腕動脈は肘窩で橈骨動脈と尺骨動脈に分かれる。

　橈骨動脈は，手首まで前腕の橈骨側（母指側）を下行する。手首のすぐ上で，橈骨動脈は表層に位置して，橈骨の前面で橈骨動脈の脈拍を触れることができる。

　上肢の静脈は深静脈と皮静脈の2つのグループに分けられる。

　橈側皮静脈は前腕の前面に位置する肘の前面（肘窩）を走行する肘正中皮静脈という枝を出す。この静脈は採血部位として使われる。

4）骨盤と下肢の血管

　左右の総腸骨動脈は，骨盤内臓に分布する内腸骨動脈と下肢に分布する外腸骨動脈に分かれる。外腸骨動脈は斜め外側下方に走行して，鼠径靱帯の深層を通過して大腿に入り大腿動脈になり，下肢に分布する。

　骨盤の静脈には総腸骨静脈，内腸骨静脈などがある。下肢の静脈は大腿で大腿静脈，外腸骨静脈になり，内腸骨静脈と合流して総腸骨静脈となり，左右の総腸骨静脈が合流して下大静脈となる。

2 　血管 vessel の疾患

　血管の疾患には動脈壁の弾力が失われ，拡張期血圧が上昇する原因となる動脈硬化症がある。動脈の壁を構成する平滑筋にカルシウムが沈着して動脈の一部が硬化するために起こり，アテローム斑が大血管や中血管の内膜に現れる。これはコレステロールなどでできていて，血管の内腔に向かって突出するので内腔が狭められることにより血圧を

上昇させる。動脈硬化は，喫煙・コレステロール・高血圧・肥満・運動不足などの危険因子が重なることによって発症しやすくなる。

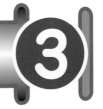

リンパ系とリンパ組織 ③

リンパ系はリンパ管とリンパ節からなる。リンパ組織としてはリンパ節のほかに脾臓，胸腺などがある。

（1） リンパ管　lymph vessel

リンパ管の中にはリンパが流れている。リンパ管は無数の弁をもっている。弁は，リンパの逆流を防ぎ，一定方向に流れるように働く。リンパは毛細血管壁から血漿の成分が漏れ出たものである組織液に由来し，リンパ管を通り，下半身のリンパは胸管に集まり，胸管は左静脈角に開口している。

太いリンパ管である胸管は腹腔内において乳び槽から始まる。乳び槽は消化管の大部分からのリンパを集める腸リンパ本幹と，骨盤と下肢からのリンパを集める左右の腰リンパ本幹が合流する部位である。胸管は，大動脈に沿って横隔膜にある大動脈裂孔を通って胸腔内に入り，食道の後ろを通り左静脈角（左内頸静脈と左鎖骨下静脈が合流する部位）に注ぐ。

消化管で吸収された脂肪は腸のリンパ管に入り，胸管を経て左静脈角に流入する。食後に腸管からくるリンパは多量の脂肪滴を含み白濁している。

（2） リンパ節　lymph node

リンパ節はリンパ球を多く含むリンパ組織である。抗原を刺激して免疫反応を起こす物質を認識し，免疫反応を起こす組織である。リンパ節は頸部，上肢の付け根，鼠径部（下肢の付け根）などに多く存在する。リンパの流量は1日に3〜4Lである。

（3） 脾臓　spleen

脾臓は最大のリンパ組織である。左上腹部の背側にあって胃と横隔膜に挟まれている。脾臓はTリンパ球とBリンパ球を含んでおり，免疫応答を行う。その他に，寿命がつきた赤血球を破壊する働きがある。

（4） 胸腺　thymus

胸腺は胸骨の後側（背側）にある。胸腺で成熟したリンパ球は，Tリンパ球という。胸腺は思春期前まではよく発達し，思春期以降は急速に退化して脂肪組織となる。

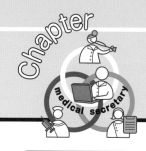

4 血液 blood

• 血液の組成を説明できる。
• 血液の働きを説明できる。
• 主な血液疾患について説明できる。

体液の成分と役割 ①

　ヒトの体重の約60%は，有機物や無機物を溶かした体液とよばれる液体で占められる。体液の2/3は細胞内に含まれる細胞内液，1/3は細胞の外にある細胞外液である。血液は細胞外液の一種である。血液の液性成分は細胞外液の25%で，全体重の約8%，1/13を占める。

　血液をつくる部位は，骨の中央にある骨幹の中にある髄腔にある骨髄である（図5 - 2 p.44参照）。骨髄には多能性幹細胞（造血幹細胞）があり，盛んに分裂して血液の3種類の細胞成分（赤血球，白血球，血小板）となる。造血を行う骨髄（赤色骨髄）は加齢とともに減少する。生涯造血が行われるのは胸骨，骨盤，肋骨，鎖骨などである。

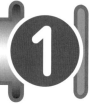

● **多能性幹細胞（造血幹細胞）　pluripotent stem cell**

　血液をつくるもととなる細胞で，赤血球，白血球，血小板に分化して血液中に入る。赤血球と血小板は核をもたない。

血液の組成 ②

　血液は液性成分と細胞成分とに分けられる（図4 - 1）。液性成分は血漿とよばれ，血漿から凝固因子のフィブリノゲンが除かれた液性成分が血清（serum）である。血液のpH（水素イオン濃度指数）は7.4 ± 0.05（弱アルカリ性）である。

　血液の働きは，人体を構成する細胞に腸から吸収された栄養素や蛋白質，糖，ホルモンの運搬，および酸素，二酸化炭素（炭酸ガス）の運搬，組織や細胞などで生じた代謝

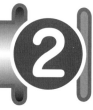

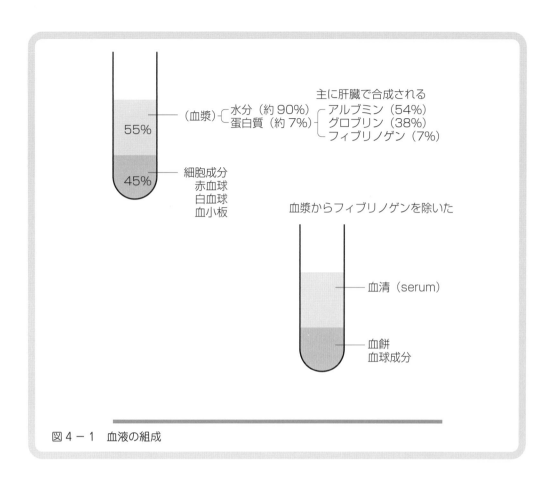

55%

（血漿）水分（約90%）
蛋白質（約7%）

主に肝臓で合成される
アルブミン（54%）
グロブリン（38%）
フィブリノゲン（7%）

45%
細胞成分
赤血球
白血球
血小板

血漿からフィブリノゲンを除いた

血清（serum）

血餅
血球成分

図4－1　血液の組成

産物を肝臓，腎臓，脾臓などに運搬することである。

1 血液の成分 （図4－2）

（1）血漿　plasma

　　血漿は血液の容積の55%を占める黄色みを帯びた液体であり，その約90%が水で，その他に蛋白質（約7%）などが含まれている。血漿蛋白質は主に肝臓などで合成される。血漿蛋白質はアルブミン（54%），グロブリン（38%），フィブリノゲン（7%）である（図4－1）。アルブミンの働きは，血液の膠質浸透圧（水分を血管内に引き込む力）の維持である。グロブリンには，αグロブリン，βグロブリン，γグロブリンがある。γグロブリンは免疫グロブリン（Ig）とよばれIgG，IgA，IgM，IgD，IgE（アレルギー反応に関与する）の5種類がある（図4－3）。IgGは胎盤を通過することができ，胎児の免疫に関与する。

　　さらに，血漿中には血液凝固に関与するフィブリノゲンが含まれている。

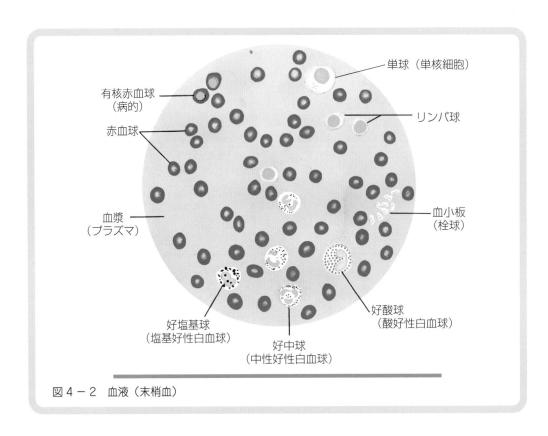

図4-2 血液（末梢血）

図中のラベル：
単球（単核細胞）
有核赤血球（病的）
リンパ球
赤血球
血小板（栓球）
血漿（プラズマ）
好酸球（酸好性白血球）
好塩基球（塩基好性白血球）
好中球（中性好性白血球）

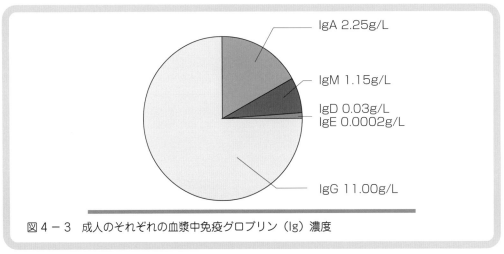

IgA 2.25g/L
IgM 1.15g/L
IgD 0.03g/L
IgE 0.0002g/L
IgG 11.00g/L

図4-3　成人のそれぞれの血漿中免疫グロブリン（Ig）濃度

（2）細胞成分

　　血液成分の 45% が赤血球，白血球，血小板の細胞成分である。

1）赤血球　red blood cell：RBC, erythrocyte

　　赤血球は酸素を運ぶ細胞で，円板状で中央が凹んでいる形をしており核をもたない。

大きさは直径約 $8\mu m$ である。赤血球の数は，$1mm^3$ あたり男性で 500 万個，女性では 450 万個である。血液中の赤血球の占める割合を，ヘマトクリット（Ht）という。ヘマトクリット値は男性では約 45%，女性では約 40% である。赤血球は酸素を運ぶ役割をもつヘモグロビン（血色素）を多量に含んでいる。ヘマトクリット値やヘモグロビン値（Hb）などの値が低下している場合には貧血が疑われる可能性がある。

　赤血球の寿命はヒトでは 120 日程度である。寿命を過ぎた赤血球は主に脾臓で壊される。赤血球にあるヘモグロビンが分解されると鉄（Fe）とビリルビンとなる。鉄は赤血球新生に再利用され，ビリルビンは肝臓から胆汁として総胆管を通り十二指腸に排出される。

2）白血球　white blood cell：WBC, leukocyte

　白血球は主に生体の防御に関与する細胞である。白血球の数は，成人で $1mm^3$ 内に 5,000 ～ 8,000 個である。白血球は顆粒球と，無顆粒球の 2 つのグループに分けられる。

①顆粒球　　顆粒球は好中球（55%），好酸球（3%），好塩基球（0.5%）に分けられる。好中球は異物や細菌を貪食することによって細胞内に取り込み殺菌する。好酸球はアレルギー性疾患の際に増加して，寄生虫を殺す働きがある。好塩基球はヒスタミンやヘパリンを含み，ヒスタミンはアレルギー反応に関与する。

②無顆粒球　　リンパ球（35%）と単球（5%）に分けられる。リンパ球のうち骨髄由来のリンパ球を B リンパ球とよび，抗体を産生して体液性免疫に関与する。胸腺で成熟するリンパ球を T リンパ球とよび，細胞性免疫に関与する。単球は血管の外へ遊走してマクロファージ（大食細胞）となり，貪食作用を行う。

3）血小板　platelet：PLT, thrombocyte

　血小板は血液 $1mm^3$ 内に 15 ～ 35 万個含まれ，大きさは $2\mu m$ である。血液の凝固に関与する。寿命は約 10 日である。血小板は，骨髄中の巨核球にある細胞突起がちぎれて血管内に放出される。

2　血液の凝固

　血液が外傷などにより出血すると，この出血を防ぐために，生体には血を止める機構（止血機構）が備わっている。止血機構には大きく分けて 2 種類あり，血小板と血漿の中にある血液凝固因子である。

　血管が損傷されると，傷ついた血管は収縮して血液の流量を減少させる。次に，傷口周辺に血小板が凝集して，傷ついた部分をふさぐ小さなかたまりが形成され，血漿蛋白質の一つのフィブリン線維素によって傷口を覆い出血を抑える。

　このように止血の過程は，血管の収縮に始まり，血栓の形成，血餅の形成によって止血する凝固系と傷ついた血管が修復された後，線維素溶解が起こり凝固した血液が除かれる線溶系からなる。

血液凝固に必要な因子は，血小板に由来するものを除き，すべて血漿に含まれる。第Ⅰ因子（フィブリノゲン），第Ⅱ因子（プロトロンビン），第Ⅲ～ⅩⅢ因子などがある。凝固因子についている番号は発見された順番であって，凝固の過程における順番ではない。第Ⅰ因子のフィブリノゲンはトロンビンという酵素によって活性化されフィブリンに変わる。第Ⅱ因子のプロトロンビンからトロンビンに変えるのは血液凝固因子の第Ⅹ因子である。

血液凝固のほとんどの過程でカルシウムが必要である。したがって，血液中のカルシウムを取り除くと，血液は凝固しない。採血の際，クエン酸ナトリウム液を用いて血液中からカルシウムを取り除くことによって凝固を防いでいる。血液凝固に関連するビタミンKは，肝臓での凝固因子の合成に必要である。

血液を固まりにくくする抗凝固剤にはワーファリンなどがある。ビタミンKの阻害作用がある。ビタミンKを多く含む納豆には，ワーファリンと拮抗作用がある。

3 血　液　型

血液型とは，一般に赤血球表面にある赤血球型抗原物質の型のことである。血液型にはABO式血液型をはじめ，Rh式，MN式など多数の種類があり，現在約400種類の赤血球型抗原物質が発見されている。

最も一般的なABO式血液型は，A抗原とB抗原の有無によって決定されている（表4－1）。また，個人の血液型は，メンデルの法則にのっとって親からの遺伝により決定する。O型の遺伝子はOO，A型の遺伝子はAAまたはAO，B型の遺伝子はBBまたはBOであり，AB型の遺伝子はABのため，両親の血液型によって，子の血液型は明確に決定される（表4－2）。日本人の血液型はA型（39%）が最も多く，O型（29%），B型（22%），AB型（10%）の割合である。

表4－1　A・B抗原で決定されるABO式血液型

	赤血球	血清
A型 （39%）	A抗原　（＋）	抗A　（－）
	B抗原　（－）	抗B　（＋）
B型 （22%）	A抗原　（－）	抗A　（＋）
	B抗原　（＋）	抗B　（－）
O型 （29%）	A抗原　（－）	抗A　（＋）
	B抗原　（－）	抗B　（＋）
AB型 （10%）	A抗原　（＋）	抗A　（－）
	B抗原　（＋）	抗B　（－）

（　　）内は日本人における割合。

表 4 − 2　両親の血液型と子どもの血液型の遺伝関係

遺伝子型			子どもの血液型			
両親の血液型			O型	A型	B型	AB型
OO	OO		○			
	AO		○	○		
	AA			○		
	BO		○		○	
	BB				○	
	AB			○	○	
AO	OO		○	○		
	AO		○	○		
	AA			○		
	BO		○	○	○	○
	BB				○	○
	AB			○	○	○
AA	OO			○		
	AO			○		
	AA			○		
	BO			○		○
	BB					○
	AB			○		○
BO	OO		○		○	
	AO		○	○	○	○
	AA			○		○
	BO		○		○	
	BB				○	
	AB			○	○	○
BB	OO				○	
	AO				○	○
	AA					○
	BO				○	
	BB				○	
	AB				○	○
AB	OO			○	○	
	AO			○	○	○
	AA			○		○
	BO			○	○	○
	BB				○	○
	AB			○	○	○

輸血については，以前は ABO 式，Rh 式が同一であればよいとされていたが，現在は 400 種にもおよぶ赤血球型抗原物質や白血球や血小板にも抗原物質があることが発見されたため，可能な限り自己血輸血がなされている。

4 血液の疾患

（1）貧血　anemia

貧血では血液中のヘモグロビン量が減少し，酸素を十分に運ぶことができないために疲労感，倦怠感などを生じる。貧血のなかで最も多いのが鉄欠乏性貧血である。赤血球のヘモグロビンの原料となる鉄分のほか，ビタミン B_{12}，葉酸などが不足すると，正常な赤血球をつくることができない。

1）鉄欠乏性貧血　iron-deficiency anemia

鉄欠乏性貧血は食生活での鉄の摂取不足などにより赤血球のヘモグロビン合成が障害され，赤血球が不足した状態となる。ヒトが 1 日に必要とする鉄は約 12 mg，妊婦では約 18 mg である。

鉄の吸収が減少する場合は，胃潰瘍や十二指腸潰瘍，大腸癌などの消化管の疾患や子宮筋腫などにより継続的に少しずつ出血していることが原因であることが多い。月経時は，1 カ月当たり平均 40 mL の出血があり，鉄として 20 mg が失われる。

2）巨赤芽球性貧血　megaloblastic anemia

正常な赤芽球が産生されないために起こる貧血である。ビタミン B_{12} や葉酸の欠乏により DNA 合成が障害され，赤血球の成熟が損なわれると巨赤芽球が出現する。正常の赤血球の大きさに比べると大きく，核があるものもみられることがある。寿命は正常の赤血球よりも短縮して 40 ～ 50 日である。

3）再生不良性貧血　aplastic anemia

骨髄の造血障害による貧血である。骨髄の機能低下によって赤血球が減少するが，白血球，血小板の減少を伴うことが多い。低形成貧血では骨髄の機能が低下し，無形成貧血の場合には造血機能が完全に失われている。再生不良性貧血は，先天性のものと，後天性のものがあり，大部分は後天性のものである。

4）溶血性貧血　hemolytic anemia

赤血球の崩壊が亢進するために起こる貧血である。溶血性貧血は，大きく分けると，赤血球自体に異常がある先天性溶血性貧血と，自己免疫による場合，薬物による場合などの後天性溶血性貧血の場合に分類される。

（2）白血病　leukemia

白血病は血液の癌の一種である。白血球数は低下する。腫瘍細胞の由来により骨髄性とリンパ性に分けられ，さらに症状が急激に現れてくる急性白血病と徐々に進行してく

る慢性白血病に分けられる。

1）急性白血病　acute leukemia：AL

急性白血病では無制限に増殖する白血病細胞が，正常の赤血球，白血球，血小板の産生を抑制し，そのため，貧血，感染症，出血などが症状として現れ，ときには播種性血管内凝固症候群（DIC）により，非常に出血しやすい状態になる（特に急性前骨髄性白血病）。

2）慢性白血病　chronic leukemia：CL

徐々に進行する疾患で，中年期以降生じることが多い。白血球数は増加する。

（3）特発性血小板減少性紫斑病　idiopathic thrombocytopenic purpura：ITP

血小板は血液 1mm^3 中に 15 〜 35 万個含まれる。10 万個以下になる場合を血小板減少症という。軽い打撲で皮下出血が出る。原因が自己抗体により発症する場合を特発性血小板減少性紫斑病という。

（4）血友病　hemophilia

血友病は，この血液凝固因子が遺伝子の異常によって生まれつきつくられなかったり不足したりする場合や，働きが悪かったりするため，血液が固まりにくくなり出血が止まりにくくなる病気である。遺伝する病気であるため，血友病の患者約 70% は家族も発症している。

（5）その他（酸塩基平衡の異常）

血漿の pH は 7.4 ± 0.05 に保たれている。この正常の範囲より数値が小さくなった場合をアシドーシス，大きくなった場合をアルカローシスという。呼吸の異常に原因がある場合を呼吸性，それ以外の原因をもつ場合を代謝性という。

・呼吸性アルカローシスは過換気症候群（過呼吸）などによって起こる。

・呼吸性アシドーシスは呼吸疾患などによって起こるアシドーシスである。

・代謝性アルカローシスは嘔吐を繰り返すことによって起こる。

・代謝性アシドーシスは腎不全や下痢および糖尿病などによって起こる。

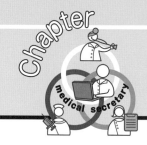

5 運動器系

- 身体の主な骨の名称や働きを説明できる。
- 主な関節の種類と構造を理解する。
- 身体の主な筋の名称と運動が説明できる。

骨 格 系 ①

骨格（図5－1）は身体の支えとなり内臓を守る働きがある。その他には，カルシウムを蓄え，骨の中の骨髄という組織で血液をつくる働きもしている。造血作用のある骨髄は赤色骨髄とよび，黄色骨髄は脂肪組織である。

身体には200個（耳小骨を含めると206個）の骨がある。

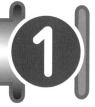

1 骨 bone

（1）骨の形状と内部構造

骨は，骨質（緻密質と海綿質），関節軟骨，骨膜，骨髄などの組織から構成される（図5－2）。骨質は骨基質（リン酸カルシウムの結晶とコラーゲンを主とした蛋白質にムコ多糖類が混合したもの）とそれに内在する骨細胞からなっている。

軟骨は骨ほど硬くはないが，多くのコラーゲン線維，弾性線維を含み，弾力，柔軟性に富んでいる。軟骨は硝子軟骨（関節軟骨，肋軟骨，気管軟骨など），線維軟骨（椎間円板，関節半月など），弾性軟骨（耳介軟骨など）の3種類に分類される。

骨はその形状によって区別されている。細長い円柱状の形をしたものが長骨である。長骨の中央は骨幹，両端は骨端とよばれる。骨端には骨端軟骨があり，ここで長さの成長が行われている。思春期を過ぎ成長が終わると，骨端軟骨は骨に変わる。骨の内部には空間があって髄腔とよばれ，この中は骨髄によって満たされている。長骨は上肢や下肢にみられる。手根骨や足根骨などは短骨とよばれ，小さな塊のような形をしている。骨の表面には骨膜とよばれる結合組織性の膜があり，太さの成長が行われている。

42 | 1 骨格系

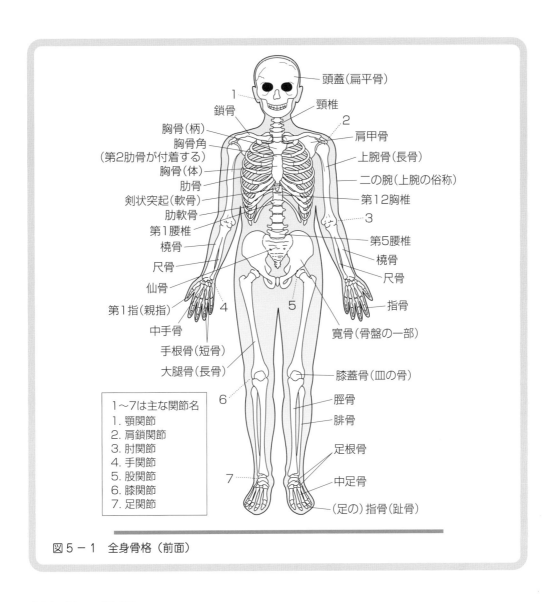

図5－1　全身骨格（前面）

頭蓋（扁平骨）
1
鎖骨
頸椎
胸骨（柄）
2
胸骨角
肩甲骨
（第2肋骨が付着する）
上腕骨（長骨）
胸骨（体）
二の腕（上腕の俗称）
肋骨
剣状突起（軟骨）
第12胸椎
肋軟骨
3
第1腰椎
橈骨
第5腰椎
尺骨
橈骨
仙骨
尺骨
第1指（親指）
4
5
指骨
中手骨
寛骨（骨盤の一部）
手根骨（短骨）
大腿骨（長骨）
6
膝蓋骨（皿の骨）
脛骨
腓骨
足根骨
7
中足骨
（足の）指骨（趾骨）

1～7は主な関節名
1. 顎関節
2. 肩鎖関節
3. 肘関節
4. 手関節
5. 股関節
6. 膝関節
7. 足関節

（2）骨の種類

1）頭部の骨

　　頭蓋骨は15種23個の骨でつくられている。脳を入れる脳頭蓋，顔面を構成する顔面頭蓋に分類される。後頭骨（1個），蝶形骨（1個），前頭骨（1個），側頭骨（左右あわせて2個），頭頂骨（左右あわせて2個）が存在する。頭蓋骨では互いに接する骨の接合部を縫合という。前頭骨と接するのは左右の頭頂骨で，接合部を冠状縫合，左右の頭頂骨が接する部位を矢状縫合，頭頂骨と後頭骨が接する部位をラムダ（人字）縫合という（図5－3，4）。新生児では前頭骨と頭頂骨に挟まれた部分を大泉門（図5－4）といい，生後約1年半～2年ぐらいの間に閉鎖する。

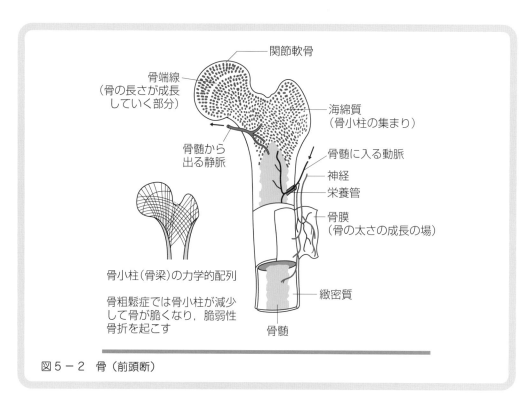

関節軟骨

骨端線
（骨の長さが成長
していく部分）

海綿質
（骨小柱の集まり）

骨髄から
出る静脈

骨髄に入る動脈

神経

栄養管

骨膜
（骨の太さの成長の場）

骨小柱（骨梁）の力学的配列

骨粗鬆症では骨小柱が減少
して骨が脆くなり，脆弱性
骨折を起こす

緻密質

骨髄

図5-2　骨（前頭断）

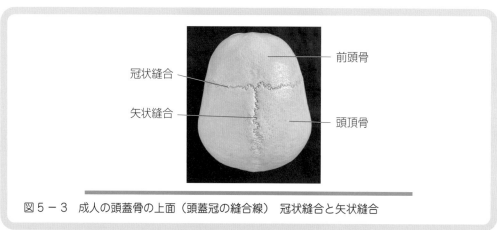

冠状縫合

矢状縫合

前頭骨

頭頂骨

図5-3　成人の頭蓋骨の上面（頭蓋冠の縫合線）　冠状縫合と矢状縫合

2）体幹の骨－椎骨

　　脊柱を構成する椎骨は，上下に連結している 32 〜 35 個の骨からなっている。脊柱は，頸椎 7 個，胸椎 12 個，腰椎 5 個，仙骨（仙椎 5 個が融合して 1 つになる）および尾骨（尾椎 3 〜 6 個）の椎骨からなる。それぞれの椎骨の間にはクッションの役割をする線維軟骨の椎間板がある。椎骨には椎孔という穴があって，脊柱では椎孔が連なってつくられる脊柱管がある。脊柱管には脳から続く脊髄が入っている。

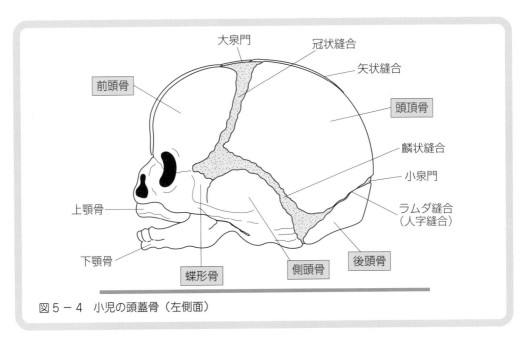

図5－4　小児の頭蓋骨（左側面）

大泉門
冠状縫合
矢状縫合
前頭骨
頭頂骨
麟状縫合
小泉門
上顎骨
ラムダ縫合
（人字縫合）
下顎骨
後頭骨
蝶形骨
側頭骨

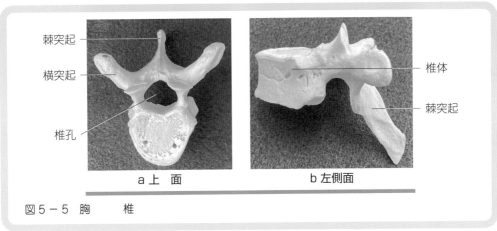

棘突起
横突起
椎孔
椎体
棘突起

a 上　面　　　　　　　　b 左側面

図5－5　胸　　椎

　椎間板ヘルニアは，椎骨間にあってクッションのような働きをする椎間板の一部が飛び出して神経を圧迫することによって起こる。手足の痛み，しびれなどの症状が出る。

3）胸　　郭

　胸骨と肋骨（12対）および胸椎（12個）の3種類の骨によって囲まれる前後に扁平なカゴ状の構造物で，前方を胸骨，後方を胸椎（図5－5），これらの骨がつながっているカゴ状の骨格である。胸骨は胸骨柄，胸骨体，剣状突起の3部に分かれる。胸骨柄と胸骨体との間は前方に向かって突出している。この部位は皮下に触れることができる。これを胸骨角という。この部位には第2肋骨（肋軟骨）が付着するので，肋骨の高さを決める基準となる部位である。内部には肺や心臓などが入っている。

4）上肢の骨（図5-6）

　上肢帯と自由上肢に分けられる。

　上肢帯は鎖骨と肩甲骨からなり，体幹との連絡をなす部分である。鎖骨はS字状に湾曲している。内側は胸骨柄と接続（胸鎖関節）して，外側は肩甲骨の肩峰と接続（肩鎖関節）している。肩甲骨は背中の両側にあり，扁平な逆三角形である（図5-7）。外側端には，背中から触れる肩甲棘からつづく肩峰がある。

　自由上肢は上腕骨（図5-8），橈骨（母指側），尺骨（小指側），手根骨（8個），中手骨，指骨（14個）からなる。上腕骨の近位端は，上腕骨頭があって肩甲骨と関節して肩関節（球関節）をつくる。前腕には2本の骨があり，母指側に橈骨，小指側に尺骨がある。尺骨の上端後部には肘頭があり突出している。この部位は肘をつくという動作で触れる部位

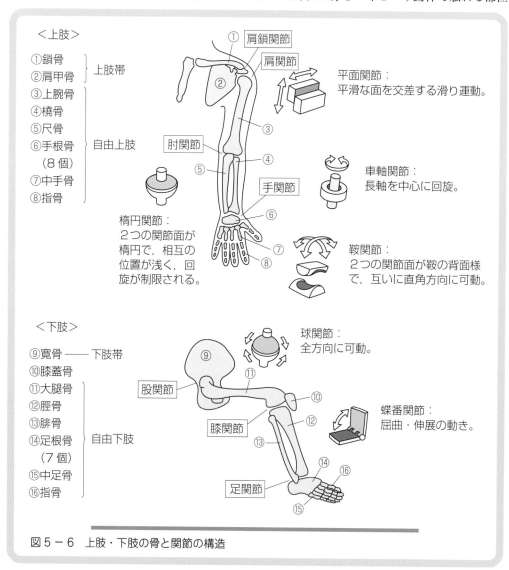

図5-6　上肢・下肢の骨と関節の構造

である。

5）下肢の骨（図5－6）

　下肢の骨格は，ヒトでは直立して二足歩行するのに適応している。下肢帯と自由下肢とに分けられる。

　下肢帯は寛骨（腸骨，恥骨，坐骨）である。仙骨は脊柱の下部を構成する骨で，寛骨と関節している。さらに尾骨を加えてこれらの3種類の骨でつくられているのが骨盤である。骨盤は男女差があり，形態が著しく異なっている。女性の骨盤では，出産時に胎児が骨盤を通りやすくするために変化している（図5－9）。骨盤腔という場合は小骨盤腔をさす。寛骨の外側面には寛骨臼があり（図5－10），大腿骨の大腿骨頭との間に股関節をつくる。股関節は球関節であるが，運動範囲は肩関節より狭い。

　自由下肢は大腿骨，脛骨（母指側），腓骨（小指側），足根骨（7個），中足骨，指骨からなる。大腿骨の下端は，下腿の脛骨の上面との間に膝関節をつくる。膝の前面には膝蓋骨という種子骨があり，下腿の2本の骨のうち，脛骨は太くて母指側にあり，腓骨

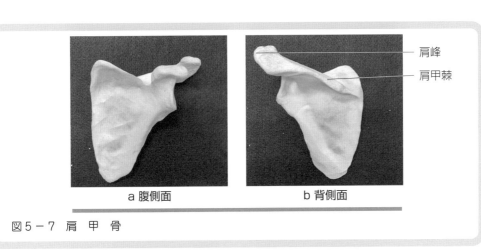

a 腹側面　　　　　　　　　b 背側面

図5－7　肩　甲　骨

肩峰
肩甲棘

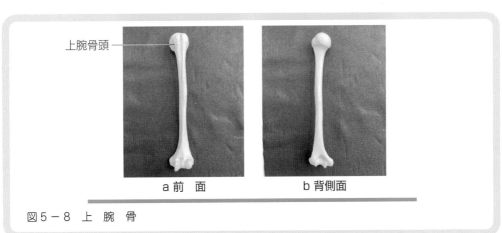

a 前　面　　　　　　　　　b 背側面

図5－8　上　腕　骨

上腕骨頭

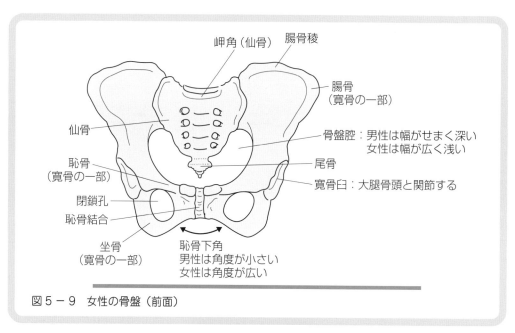

図5-9　女性の骨盤（前面）

岬角（仙骨）

腸骨稜

仙骨

恥骨
（寛骨の一部）

閉鎖孔

恥骨結合

坐骨
（寛骨の一部）

腸骨
（寛骨の一部）

骨盤腔：男性は幅がせまく深い
　　　　女性は幅が広く浅い

尾骨

寛骨臼：大腿骨頭と関節する

恥骨下角
男性は角度が小さい
女性は角度が広い

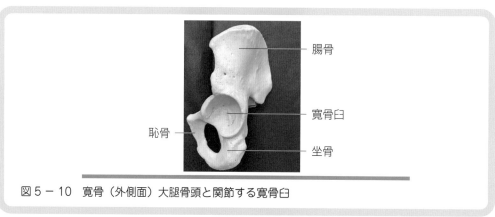

図5-10　寛骨（外側面）大腿骨頭と関節する寛骨臼

腸骨

寛骨臼

恥骨

坐骨

は細く小指側にある。脛骨の下端には内果（うちくるぶし），腓骨の下端には外果（そとくるぶし）がある。足の骨は足根骨，中足骨，指骨に分かれる。足根骨は7個あり，そのうちの距骨は脛骨との間に関節をつくり，踵骨は踵をつくる。指骨は母指に2本，ほかの指に各3本で計14本ある。

2　骨の疾患

（1）椎間板ヘルニア　herniated disk

　　脊柱を構成する椎骨は頸椎，胸椎，腰椎，仙骨，尾骨である。脊柱は身体の支柱であるが，この中にある脊柱管という腔所には脊髄が入っている。椎骨と椎骨の間には椎間

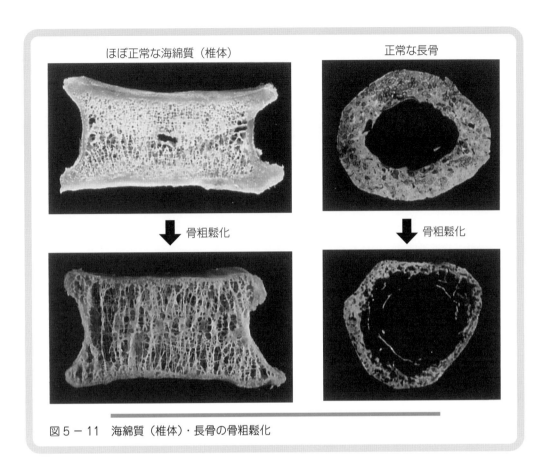

ほぼ正常な海綿質（椎体）　　　　　　　正常な長骨

骨粗鬆化　　　　　　　　　　　骨粗鬆化

図5－11　海綿質（椎体）・長骨の骨粗鬆化

板とよばれる軟骨組織が存在する。椎間板ヘルニアは，椎骨と椎骨の間にある椎間板が加齢などにより弾力を失い，椎間板の中心にある髄核とよばれるゼラチン状のものが後方に飛び出して，脊髄や脊髄神経を圧迫する。椎間板ヘルニアは腰椎に起こることが多く，腰痛の原因となる。

（2）骨粗鬆症　osteoporosis（図5－11）

　　骨量が減り，骨が弱くなる骨粗鬆症は，加齢とともにカルシウムの吸収能が低下し，血液中のカルシウム濃度を一定に保つために骨からのカルシウムの吸収が促進されることが原因となる。骨の外側の緻密質よりも内部の海綿質での骨の減少量が多く，海綿質の量が減ると網目構造が変形して弱くなる。閉経後の女性に起こりやすい。
　　骨粗鬆症は，背中が丸くなる（円背），身長が低くなる，骨折しやすいなどの特徴がある。

3　関節の種類と構造

　　互いに向き合った骨が自由に運動のできる構造を関節という。関節を構成する骨には，

丸い形をした関節頭とそれを受けるように凹んだ関節窩がある。関節の表面は滑りやすくするために，関節軟骨という薄い軟骨に覆われている。関節は，関節頭と関節窩の形の違いにより分類される（図5－6）。

1）平面関節（図5－6）

　関節面は平面に近い形状で，平面的にずれる滑り運動を行う。肩鎖関節，椎間関節などがある。

2）車軸関節（図5－6）

　関節頭が関節窩の中で回転（一軸性）する。橈骨と尺骨の間（上橈尺関節）などにみられる。前腕の回内（手の掌を下に向ける）・回外（手の掌を上に向ける）運動を行う。

3）楕円関節（図5－6）

　関節頭が楕円体の形をして，それに応じる関節窩にはまっている。楕円体の2つの直交する軸を中心として回転（二軸性）が行われる。橈骨手根関節などがある。

4）鞍関節（図5－6）

　2つの鞍の背を直交するように向きあわせたような関節で，母指の手根骨と中手骨の間（手根中手関節）にみられる。二軸性である。

5）球関節（図5－6）

　関節頭が球形で，関節窩が椀のようにそれを受ける。あらゆる方向の運動（多軸性）が可能である。肩関節，股関節などがある。

6）蝶番関節（図5－6）

　蝶番と同じ運動（一軸性）を行う。指の骨の基節，中節，末節の間にみられる。膝関節，肘関節などがある。

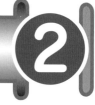

運動を行う筋系 ②

　筋の付着している2つの骨が関節をつくっていれば，筋の収縮によって関節は曲げられたり（屈曲），伸ばされたり（伸展）する。肘関節の運動では，屈曲する場合は上腕二頭筋，伸展は上腕三頭筋が作用する。膝関節では，伸展時には大腿四頭筋が働き，屈曲時には大腿二頭筋が作用する。

1 筋 の 種 類 （図5－12，13）

（1）頭 部 の 筋

　表情筋（顔面筋）は顔の皮膚を動かして表情をつくる。12対の脳神経のうち第Ⅶ脳神経である顔面神経支配である。下顎を動かす咀嚼筋には咬筋と頭蓋の外側にある側頭

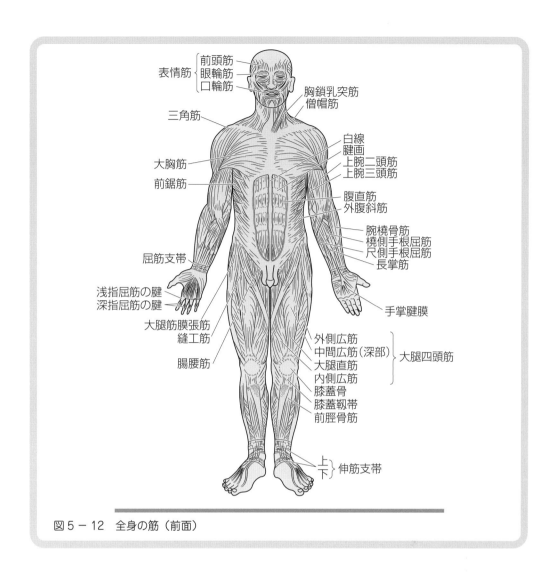

表情筋 { 前頭筋 / 眼輪筋 / 口輪筋 }

胸鎖乳突筋
僧帽筋

三角筋

白線
腱画
上腕二頭筋
上腕三頭筋

大胸筋

前鋸筋

腹直筋
外腹斜筋

腕橈骨筋
橈側手根屈筋
尺側手根屈筋
長掌筋

屈筋支帯

浅指屈筋の腱
深指屈筋の腱

手掌腱膜

大腿筋膜張筋
縫工筋

腸腰筋

外側広筋
中間広筋(深部)
大腿直筋 } 大腿四頭筋
内側広筋
膝蓋骨
膝蓋靭帯
前脛骨筋

上 } 伸筋支帯
下

図5-12　全身の筋（前面）

筋などが含まれ，第Ⅴ脳神経である三叉神経支配である。

（2）頸 部 の 筋

　　胸鎖乳突筋は胸骨と鎖骨から起こり，耳介の後ろにある乳様突起につく強大な筋である。第Ⅺ脳神経である副神経支配である。

（3）体 幹 の 筋

　　僧帽筋は第Ⅺ脳神経である副神経支配である。背部の筋で，後頭骨，頸椎，および胸椎の第12胸椎までの幅広い部位から起こり，肩甲骨と鎖骨の外側部に停止する。僧帽筋の上部は肩甲骨を上内方に引き上げ，中部は内側に引く働きがある。これは頸（うなじ）のラインをつくる筋である。

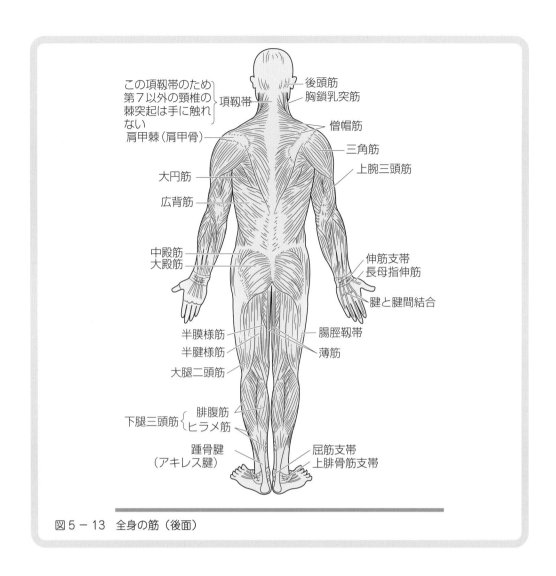

図5-13　全身の筋（後面）

この項靱帯のため第7以外の頸椎の棘突起は手に触れない｝項靱帯

後頭筋
胸鎖乳突筋
僧帽筋
三角筋
上腕三頭筋

肩甲棘（肩甲骨）
大円筋
広背筋

中殿筋
大殿筋

伸筋支帯
長母指伸筋

腱と腱間結合

半膜様筋
半腱様筋
大腿二頭筋

腸脛靱帯
薄筋

下腿三頭筋｛腓腹筋
　　　　　ヒラメ筋

屈筋支帯
上腓骨筋支帯

踵骨腱
（アキレス腱）

　大胸筋は胸部の筋で鎖骨や肋骨などから起こり上腕骨に停止させ，また上腕骨を内転する。

　強力な呼吸筋である横隔膜は，胸腔と腹腔の間にあって胸腔側に凸のドーム状である。ドームのちょうど頂点にあたる部位は腱中心とよばれ筋組織がない。ドームの側壁にあたる部位の筋が収縮するとドームの高さが低くなるので胸腔内の体積は大きくなり，吸気が行われる。横隔膜には，前（腹）方より順に下大静脈（大静脈孔），食道（食道裂孔），大動脈（大動脈裂孔）が貫いている穴が存在する。

　図には示されていないが，12対の肋骨の隙間には3層の肋間筋が存在する。それらは外肋間筋，内肋間筋，最内肋間筋からなる。肋間骨は呼吸筋の一つで，外肋間筋が収縮すると肋骨は上に引き上げられ吸気に働く。内肋間筋は呼気に働く。

（4）上肢の筋

①**上肢帯の筋**　肩甲骨の動きと肩関節の動きによって，上肢は幅広い動きが可能となっている。三角筋は肩の丸みをつくる筋で，上腕骨を外転（上肢を体幹から離す運動）させる働きがある。三角筋は腋窩神経支配である。三角筋は筋肉注射などの穿刺部位として使われる。

②**上腕の筋**　上腕の前面にある上腕二頭筋は，肘関節を曲げる（屈曲）ときに働く。その他に，上腕二頭筋の深層には肘を屈曲する上腕筋がある。上腕二頭筋は力こぶをつくる筋である。肘関節を伸ばす（伸展）ときには，上腕の後面にある上腕三頭筋が働く。

③**前腕の筋**　前腕には，主に上腕骨内側上顆から起こる屈筋群と外側上顆から起こる伸筋群がある。屈筋群は手首や手指を屈曲する，伸筋群は手首や手指を伸展する働きがある。

（5）下肢の筋

①**下肢帯の筋**　大殿筋は骨盤の後面にある筋で股関節を伸展（大腿を後ろに引く）する。腰椎と骨盤にある腸骨から起こる腸腰筋は大腿を前方に挙げる（屈曲）働きがある。

②**大腿の筋**　大腿四頭筋は大腿の前面にあり，大腿直筋，内側広筋，外側広筋，中間広筋の４つからなり，膝を伸展する。この筋の停止腱は膝蓋靭帯となって脛骨（粗面）につく。その他に大腿には内転筋群と屈筋群の大腿二頭筋，半腱様筋，半膜様筋の３種類（ハムストリング）がある。

③**下腿三頭筋**　ふくらはぎのふくらみをつくっている屈筋で，ヒラメ筋と腓腹筋からなり，両者は合して踵骨腱（アキレス腱）をなして踵骨に付着する。つま先立ちや踵を上げるときに作用する筋である。

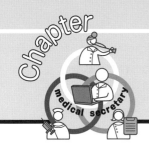

6 腎・泌尿器系 kidney, urinary system

学習目標

- 腎・尿路の構造と機能について述べることができる。
- 腎・尿路に発生する悪性腫瘍について述べることができる。
- 代表的な非腫瘍性腎疾患，非腫瘍性尿路疾患について述べることができる。

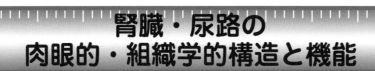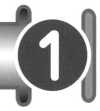

腎臓・尿路の肉眼的・組織学的構造と機能

1 腎臓と尿路

　成人の腎臓は約 120 〜 160g 程度で，腰背部後腹膜腔に左右一対あるソラマメの形状をした腹膜後臓器である。右腎は前面に肝臓が位置するため，左腎よりやや低い位置にある。腎表面は線維性結合組織の被膜に覆われ，その外側には腎周囲脂肪組織があり，さらに腎周囲筋膜が副腎と腎臓を包んでいる。腎臓の中央内側面のくぼんだ部位は腎門とよばれ，腎動静脈，尿管，リンパ管，神経の出入り口がある。腎門の奥につづく腎内中心部を腎洞という。腎洞は袋状の構造で，その先端部位が腎杯として腎乳頭につながっている。腎杯は腎洞で広がり，腎盂を形成している。一方尿路は，腎臓でつくられた尿を体外へと排出する経路であり，腎盂，尿管，膀胱，尿道よりなる（図 6 - 1）。

　膀胱（urinary bladder）は尿をためる器官で，骨盤腔に位置する。腎盂から尿管，膀胱，尿道の一部へと通じる尿路の上皮は尿路上皮（移行上皮）という特殊な上皮に覆われている。膀胱に約 300mL の尿が貯留すると尿意が生じる。

　膀胱から尿を外に出す管状の構造を尿道（urethra）という。長さは女性で約 4cm，男性で約 20cm である。尿道には 2 つの括約筋が存在するが，膀胱の内尿道口は平滑筋（不随意筋）が取り巻き，蠕動・収縮拡張により尿を運搬・排出している。一方，尿生殖隔膜を通過する部位は骨格筋（随意筋）で構成されている。

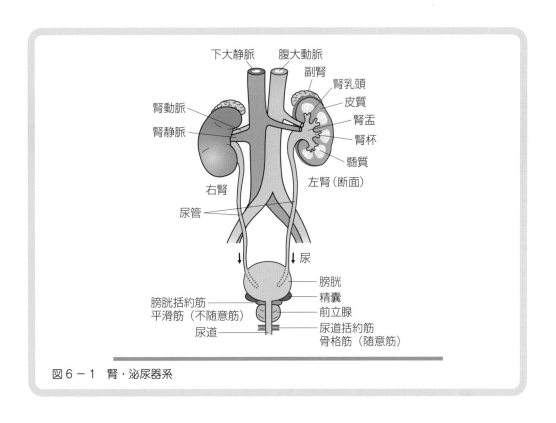

図6-1　腎・泌尿器系

（図内ラベル）
下大静脈　腹大動脈
副腎
腎乳頭
皮質
腎盂
腎杯
髄質
左腎（断面）
腎動脈
腎静脈
右腎
尿管
尿
膀胱
精嚢
前立腺
尿道括約筋
骨格筋（随意筋）
膀胱括約筋
平滑筋（不随意筋）
尿道

2 腎臓の組織学的構造と機能

　腎臓の組織学的構造は，外層にある皮質と内層にある髄質より構成される。皮質には糸球体（直径約 200 μm）とよばれる毛細血管網よりなる毬状の構造物がボウマン囊に囲まれて存在している。糸球体とこれを取り囲むボウマン囊は腎小体（マルピーギ小体）とよばれる（図6-2, 3）。腎臓の機能上の単位はネフロンであり，ネフロンは1個の腎小体とそれに続く尿細管からなる（図6-2）。糸球体は，基底膜，糸球体係蹄上皮細胞に覆われた毛細血管の毬状構造からなり，原尿をつくる濾過装置である。糸球体を構成する細胞には，①内皮細胞（血管を内張りしている細胞），②足細胞（毛細血管の外側に存在し，足突起をもつ）のほか，③メサンギウム細胞（毛細血管を束ねる支持細胞）の3種類がある（図6-4）。血球や蛋白以外の水や電解質・ブドウ糖・尿素・尿酸などは，この糸球体を流れる血液から糸球体を囲むボウマン囊へ濾し出される。ボウマン囊へ排出されたものが原尿であり，尿のもととなる。

　糸球体の濾過作用の低下は，糸球体腎炎に代表される毛細血管基底膜の異常や，メサンギウム細胞の増殖などにより起こり，その結果，蛋白尿や血尿を引き起こすだけでなく，血中に老廃物がたまり，電解質のバランスも崩れることから尿毒症をきたす。このような腎臓本来の機能が十分に果たせなくなった状態を腎不全という。

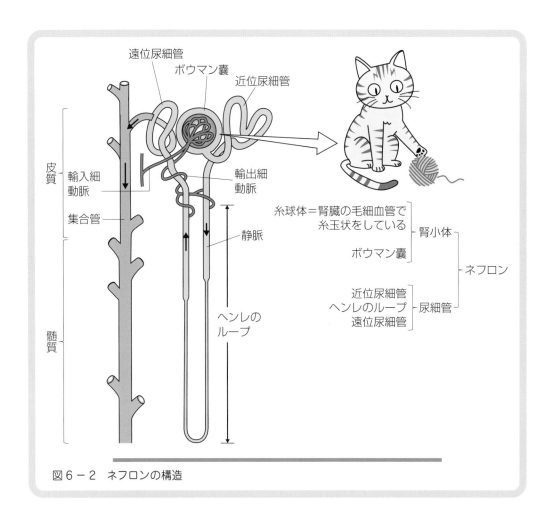

図6−2　ネフロンの構造

尿細管は近位尿細管，ヘンレのループ，遠位尿細管からなる。ヘンレのループは近位
尿細管からの続きであるが，真っすぐ髄質へと下行し，反転して皮質に向い，遠位尿細
管に続く。遠位尿細管を通過した尿は，集合管へと流れ，腎乳頭部で腎杯に注ぐ（図
6−2）。

髄質は，外側髄質部と腎杯に突出する腎乳頭からなり，腎乳頭を中心とする腎錐体が
10〜15個集まって形成される。腎乳頭から腎杯に向かって尿が排出されるが，腎杯は
集まって腎盂となり，尿管につながる。尿は尿管を通って一度膀胱に蓄えられた後，尿
道から排出される（図6−1）。実際に左右の腎臓から1分間に濾過される原尿は約100
mLである。しかし，ボウマン嚢に続く尿細管を通過する間に，生体に必要な水・電解質・
糖などは原尿から再び血液中に再吸収される。原尿として排出された糖の100％が尿細
管より再吸収され，水分の99％が再吸収されるので，1日の尿量は1〜1.5L程度となる。
また尿は無菌で，尿素，尿酸や不要な電解質が含まれるのみとなる。なお，尿量は摂取
した水分量や，発汗量などによって異なってくる。

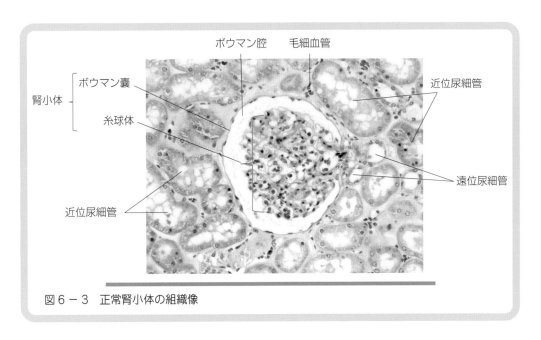

図 6 - 3　正常腎小体の組織像

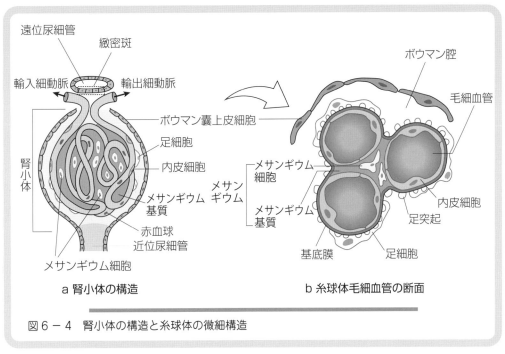

a 腎小体の構造　　　　　b 糸球体毛細血管の断面

図 6 - 4　腎小体の構造と糸球体の微細構造

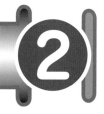

腎・泌尿器疾患の病態 ②

1 腎臓の疾患

（1）腎炎　nephritis

　　腎炎には免疫反応により糸球体が侵される糸球体腎炎（glomerulonephritis）と，細菌感染により起こる腎盂腎炎（pyelonephritis）がある。

1）急性糸球体腎炎　acute glomerulonephritis

　　急性糸球体腎炎は，扁桃腺炎などの上気道感染で生じる抗原・抗体複合体（蛋白質）が，糸球体の基底膜に沈着して濾過機能が低下したり，糸球体の毛細血管が狭くなったり，閉塞することにより発症する。また，糸球体の支持組織であるメサンギウム細胞が増殖することもある。感染の1〜4週間後に発熱，むくみ，蛋白尿，血尿，高血圧がみられるが，ほとんどは治癒する。

2）急速進行性糸球体腎炎　rapidly progressive glomerulonephritis（図6−5a）

　　糸球体のボウマン嚢の細胞が増殖して半月状になり，急速に進行して腎不全になり，蛋白尿や血尿がみられる。

3）慢性糸球体腎炎　chronic glomerulonephritis（図6−5b）

　　慢性糸球体腎炎は，原因の不明なものが多く，糸球体の病変は基底膜の変化が主なもの（膜性腎炎）（図6−5b，6b）と，メサンギウム細胞の増加が主なもの（メサンギウム増殖性腎炎）（図6−5b，6c）がある。これらの糸球体は瘢痕化して血液を通さなくなり，糸球体としての機能が失われ，さらに糸球体を出た血液で栄養される尿細管も萎

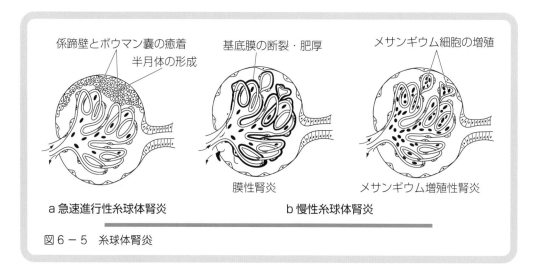

図6−5　糸球体腎炎

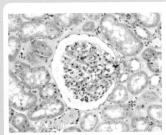 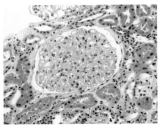 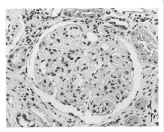

a 正常腎糸球体	b 膜性腎炎	c メサンギウム増殖性腎炎
	糸球体の毛細血管周囲の基底膜が厚く肥厚している	糸球体内のメサンギウム細胞の増殖が認められる（メサンギウム細胞の核が目立つ）

図6-6　膜性増殖性腎炎および膜性腎炎の病理組織像

縮・消失する。このため尿の濾過率が減り，尿中に赤血球や蛋白が漏出し，進行するとネフローゼ症候群をきたし，人工透析が必要になる。

（2）糖尿病性腎症　diabetic nephropathy

糖尿病患者では糸球体の毛細血管壁に糖蛋白の沈着が起こり，同時にメサンギウム細胞の増加も重なり，血中の老廃物の排除ができなくなる。近年わが国では，糖尿病に合併した腎症による透析患者が増加している。

（3）ネフローゼ症候群　nephrotic syndrome

糸球体に異常が生じると毛細血管の透過性が亢進し，血漿蛋白など高分子物質が血管から漏れ出る。その結果，尿中に漏出する蛋白（特にアルブミン）量が増加する（高蛋白尿）。また，血漿蛋白が漏れ出たことで，血中では低蛋白血症となる。低蛋白血症では血液膠質浸透圧の低下をきたすことから，浸透圧の高い皮下組織などに向かって血管外に液性成分が漏れ出て全身浮腫をきたす。さらにネフローゼ症候群では脂質異常症を伴うこともある。さまざまな腎炎や糖尿病性腎症などで起こる。

（4）腎盂腎炎　pyelonephritis

多くは腎盂への細菌感染が原因で，腎臓内に炎症細胞の浸潤や，小さな膿瘍の形成がある。発熱，血尿の所見があり，尿中に細菌が認められる。

（5）結石症　lithiasis

腎臓の腎盂にできる腎結石，尿管にできる尿管結石，膀胱結石がある。結石は多くはシュウ酸カルシウム石である。尿管結石は尿管運動を障害し，強い痛みを起こす。炎症

のため尿管壁は肥厚し，尿管の閉塞が起こり，尿の膀胱への排出ができなくなり，結果的に腎盂や尿管は拡張する一方で，腎臓実質自体は圧迫萎縮をきたし，水腎症となる。

（6）腎臓の悪性腫瘍

1）腎癌　renal carcinoma

成人の腎臓にできる癌は腎細胞癌と腎盂癌の2種類がある。腎細胞癌は尿細管から発生する腺癌で，グラビッツ腫瘍ともよばれている。毛細血管が豊富で静脈内に浸潤しやすく，下大静脈へ侵入し，ときには右心房の近くまで進展する例もある。またリンパ節転移も起こす。

2）腎盂癌　renal pelvic cancer

腎盂の尿路上皮細胞から発生する癌で，乳頭状となって腎盂内に多発することもある。周囲の脂肪組織やリンパ節への転移，血行性転移がみられる。尿管にも同様の腫瘍が発生する。

3）ウィルムス腫瘍　Wilms tumor

主に小児の腎臓に発生する悪性腫瘍で，腎臓のもととなる腎芽細胞から発生するため腎芽腫ともよばれる。小児の腫瘍においては神経芽細胞腫に次いで発生頻度が高い。腎芽腫の発生に関連する遺伝子異常として，第11番染色体の短腕13番領域（11p13）に位置するWT1遺伝子異常が知られている。

2　膀胱　urinary bladder　の疾患

（1）膀胱炎　cystitis

膀胱炎の多くは尿道からの上行性の細菌感染に由来する急性膀胱炎が多い。大腸菌によるものが最も多く，ブドウ球菌や連鎖状球菌などの細菌もみられる。慢性膀胱炎などでは急性膀胱炎の放置に加え，淋菌感染を原因とするものもある。一般に尿道の短い女性に多く，排尿痛，残尿感が強く起こり，血尿もみられる。抗生物質の投与で比較的よく治癒する。

（2）膀胱癌　carcinoma of urinary bladder

膀胱の尿路上皮細胞から発生する癌を膀胱癌（病理組織学的には尿路上皮癌）という。膀胱癌の初期症状はわずかな血尿だけでありほとんど症状がない。膀胱内に多発し，乳頭状に発育をすることが多いが，扁平な増殖をする例もある。進行すると骨盤内へ浸潤し，リンパ節転移を起こす。最近では手術による膀胱全摘のほかに，初期に発見された場合は内視鏡的切除や，膀胱内への抗癌剤注入療法などが行われている。

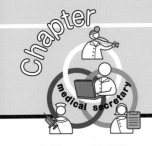

7 内分泌系

学習目標

- ホルモンについて説明することができる。
- 視床下部，下垂体の存在部位と構造を理解し，視床下部による下垂体の機能調節を説明することができる。
- 甲状腺，副甲状腺，副腎，膵ランゲルハンス島の組織構造について述べることができる。
- 甲状腺，副甲状腺，副腎，膵ランゲルハンス島から分泌されるホルモンについて述べることができる。
- 各内分泌臓器から発生する腫瘍の特徴について述べることができる。

内分泌系の働き ①

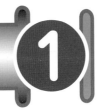

　分泌された物質が導管を通らずに，直接血行を介して標的器官に到達し，機能を発揮する現象を内分泌という。内分泌系は神経系とともに，全身の統合・調節をつかさどるシステムである。内分泌器官（内分泌腺）は全身に散らばる非常に小さい器官であるが，この内分泌器官において合成・分泌され，血流を介して体内を循環し，標的器官でその効果を発揮する少量の生理活性物質をホルモンという（図7－1, 2，表7－1）。

　ホルモンは，複雑な環境下において人体の恒常性（ホメオスタシス）の維持に欠くことのできない物質である。身体の諸器官の代謝（糖質，脂質，蛋白質，電解質，および水分代謝など），細胞の恒常性の維持，身体の成長，性発達などに深く関与しており，視床下部下垂体系を介したフィードバック機構によりその分泌が調節されている（図7－3）。

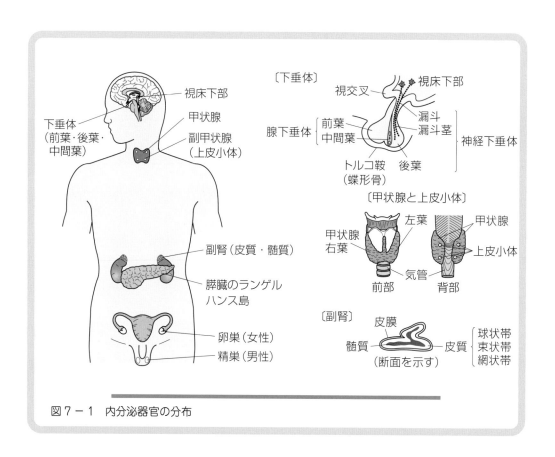

図7-1　内分泌器官の分布

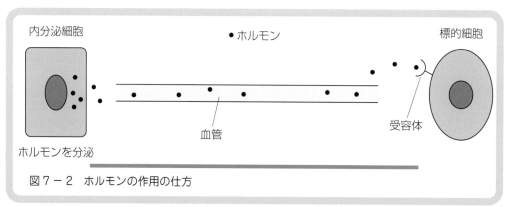

図7-2　ホルモンの作用の仕方

表 7 - 1　ホルモン産生組織　標的細胞および作用

組　　織	ホルモン	作　　用
視床下部	成長ホルモン放出ホルモン（GRH）	GH の放出を促す。
	成長ホルモン放出抑制ホルモン（GIH）	GH の放出を抑制する。
	プロラクチン放出抑制ホルモン（PIH）	PRL の放出を抑制する。
	甲状腺刺激ホルモン放出ホルモン（TRH）	TSH の放出を促す。
	副腎皮質刺激ホルモン放出ホルモン（CRH）	ACTH の放出を促す。
	黄体形成ホルモン放出ホルモン（LRH）	LH の放出を促す。
下垂体前葉	卵胞刺激ホルモン（FSH）	排卵，精子形成。
	黄体形成ホルモン（LH）	卵胞，精子の成熟。
	甲状腺刺激ホルモン（TSH）	サイロキシン分泌。
	副腎皮質刺激ホルモン（ACTH）	コルチコステロイド分泌。
	成長ホルモン（GH）	ソマトメジン分泌。
		蛋白質合成。
	プロラクチン（PRL）	発育と乳腺細胞に作用し乳汁産生を促進。
下垂体後葉	バソプレッシン（VP）（抗利尿ホルモン：ADH）	水分再吸収促進。
		血管を収縮させ血圧上昇。
	オキシトシン（OT）	子宮筋を収縮させる。平滑筋の収縮。射乳。
甲状腺	トリヨードサイロニン（T_3）	代謝率の増加。成長促進，骨格筋の発達促進。
	サイロキシン（T_4）	
	カルシトニン（CH）	血中カルシウムを減少させる。
副甲状腺	パラトルモン（PTH）	血中カルシウムを増加させる。
副腎皮質	コルチゾール	血管アドレナリン受容器の感作。エネルギー代謝。抗炎症作用。
	アンドロゲン	男性ホルモン。
	アルドステロン	ナトリウムの再吸収を促進。
副腎髄質	アドレナリン	交感神経が興奮した状態と同じ働き。（心拍数の増加，血圧上昇）
	ノルアドレナリン	
膵臓のランゲルハンス島	インスリン（B 細胞から分泌）	グリコーゲンの合成を促進，血糖値を下げる。
	グルカゴン（A 細胞から分泌）	グリコーゲンを分解，血糖値を上げる。
	ソマトスタチン（D 細胞から分泌）	インスリン，グルカゴン分泌調節。

組　織	ホルモン	作　用
消化管粘膜	セクレチン	消化酵素の分泌，胃酸分泌抑制。
	コレシストキニン（CCK）	胆嚢収縮。膵液酵素分泌亢進。
	血管作動性腸管ポリペプチド	血管拡張，膵液と胆汁の分泌を刺激。
	胃の抑制ペプチド	胃運動と胃液分泌抑制。
	ソマトスタチン	ガストリン，セクレチン，インスリン，グルカゴンの分泌制御。
卵　巣	エストロゲン	第二次性徴，生殖機能維持，卵胞の成熟，排卵促進。
	プロゲステロン	卵胞発育の抑制，子宮内膜の肥厚，妊娠持続作用。
精　巣	テストステロン	思春期の男性性器の発育促進，骨格や筋肉の成長促進。

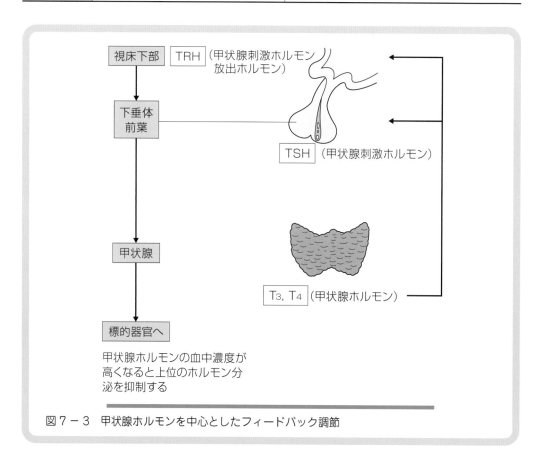

視床下部　　TRH（甲状腺刺激ホルモン放出ホルモン）

下垂体前葉

TSH（甲状腺刺激ホルモン）

甲状腺

T₃, T₄（甲状腺ホルモン）

標的器官へ

甲状腺ホルモンの血中濃度が高くなると上位のホルモン分泌を抑制する

図 7 - 3　甲状腺ホルモンを中心としたフィードバック調節

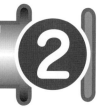

内分泌臓器の分布，肉眼的・組織学的構造と機能 ②

1 視床下部　hypothalamus

　視床下部は間脳の底部に相当し，視床下溝が視床との境界であり，第三脳室の前下部を囲むように位置する（図7−1）。自律神経の中枢としてさまざまな生命活動の調節に中心的な役割を果たすとともに，視床下部ホルモンなど下垂体前葉に作用する調節ホルモンを多数分泌している。また，視床下部は感情や情動にも関与していると考えられている。視床下部と下垂体は互いに密接に関係し，視床下部—下垂体系という神経系と内分泌系を統合する機能系を形成している。すなわち，視床下部—下垂体前葉（腺下垂体）系および視床下部—下垂体後葉（神経下垂体）系の2つの機能系からなる（図7−1）。

2 下垂体　pituitary gland

　下垂体は脳の基底部（蝶形骨のトルコ鞍というくぼみ）に存在し，視床下部とは下垂体茎を介して連絡している（図7−1）。ヒトでは0.5g程度と非常に小さい臓器である。下垂体は発生学的に起源の異なる2つの部位からなるが，両者の境界は肉眼でも浅い溝として認められる。溝より前方の部分を前葉，後方の部位を後葉という。また，前葉と後葉の間を中間葉といい，ヒトでは中間葉は退化して痕跡的にしか存在しない。

　後葉とその上に連なる部位は漏斗とよび，胎生期に間脳底部が突出することで形成された神経組織であり，あわせて神経下垂体とよぶ（図7−1）。下垂体後葉では視床下部の神経核で合成された下垂体後葉ホルモン（オキシトシン，バソプレッシン）が神経の軸索を通じて運び込まれ，蓄積，放出される。これに対して前葉は，胎生期に口窩（原始口腔）上壁の一部が脳に向かって嚢状に発育したラトケ嚢を原基とする。前葉は上皮由来の腺組織からなることから腺下垂体とよばれ，数種類の前葉ホルモンを分泌する。下垂体前葉ホルモンは，下垂体門脈系からの視床下部ホルモンの刺激を受けて前葉細胞より分泌される。

3 甲状腺　thyroid gland

　甲状腺は喉頭と気管上部の前面に貼りつくように位置する内分泌器官で，重量は生時下では1.5g程度であるが，年齢とともに増加し，20歳以上の成人では15〜20g程度である。60歳をすぎると10〜15gあるいはそれ以下に萎縮する。甲状腺は通常，峡部をはさんで左右2葉に分かれている（図7−1）。また，峡部は欠如していることもあ

るが，峡部から細長い錐体葉が上方に伸びることもある。

　甲状腺実質は甲状腺被膜が内部に入り込むことで，多数の小葉を形成している。小葉内部は濾胞の集合体であり，濾胞は1層の濾胞上皮細胞で囲まれた構造で，内部の濾胞腔にはコロイドを蓄えている（図7－4）。コロイドには，甲状腺ホルモンがサイログロブリンとよばれる糖蛋白質に結合した状態で貯蔵されている。甲状腺には濾胞細胞とは別に，カルシトニンを合成・分泌する傍濾胞細胞（C細胞）が間質（小葉間結合組織）に存在する。カルシトニンは生理学的に副甲状腺ホルモン（parathyroid hormone：PTH）に拮抗する機能を有し，破骨細胞の骨吸収を抑制させることにより，血中カルシウム値を下げる。濾胞細胞と傍濾胞細胞では発生起源が異なる。

　甲状腺の濾胞上皮はトリヨードサイロニン（triiodothyronine：T_3）およびサイロキシン（thyroxin：T_4）とよばれる全身の代謝速度を調節する2種類のホルモンを産生する。このホルモンの分泌は，下垂体前葉から分泌される甲状腺刺激ホルモン（thyroid-stimulating hormone：TSH）により調節される（図7－3）。

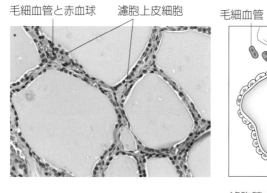

毛細血管と赤血球　　濾胞上皮細胞　　　　毛細血管　濾胞腔（コロイド）＋濾胞上皮＝濾胞

間質

コロイド

濾胞上皮細胞

濾胞腔内にコロイドが溜まっている

図7－4　正常甲状腺組織像
甲状腺の実質内は濾胞で埋め尽くされている。
一方，間質には，毛細血管と傍濾胞細胞（C細胞）が存在する。

4　副甲状腺（上皮小体）parathyroid gland

　甲状腺の背側には，米粒大の内分泌腺である副甲状腺（上皮小体）が存在する（甲状腺に埋没していることもある，図7－1）。副甲状腺は通常4個の腺体（左右の上上皮小体，左右の下上皮小体）が存在するが，まれに5個ないし6個の副甲状腺をもつ人もいる。

　副甲状腺は，血中のCa^{2+}濃度とPO_4^{3-}のバランスを調節する副甲状腺ホルモンを分泌する。甲状腺の手術の際に誤って正常の副甲状腺を一緒に摘出してしまうと，テタニー（手足の指などの筋肉の痙攣）を引き起こす。

5　膵臓のランゲルハンス島　islets of Langerhans

　膵臓には，膵島（ランゲルハンス島）とよばれる内分泌細胞塊が多数散在している。膵島に存在する内分泌細胞は，分泌するホルモンによって A（α）細胞，B（β）細胞，D（δ）細胞の3種類に分類される（表7-2）。その他，ポリペプチドを産生する PP 細胞なども存在する。

表7-2　膵臓から放出されるホルモンの種類とその働き

	分泌ホルモン	働 き
A（α）細胞	グルカゴン	インスリンの拮抗ホルモン。 肝グリコーゲンの分解や糖新生などにより，血糖値を上げる。
B（β）細胞	インスリン	細胞内にグルコースを取り込み，血糖値を下げる。
D（δ）細胞	ソマトスタチン	インスリンやグルカゴンなどのホルモン分泌や膵臓外への分泌を抑制する。

6　副腎　adrenal gland

　副腎は左右の腎臓の上に位置する5～7g の後腹膜器官である。副腎は膠原線維に富む被膜に覆われ，その上から腎臓とともに脂肪性被膜に包まれている。副腎の組織構造は，外側の皮質と内側の髄質から構成されている（図7-1）。両者は発生学的に起源が異なる。皮質は外側から髄質に向かって球状帯，束状帯，網状帯の3層よりなり，それぞれの層が異なる機能を有する（図7-1）。

　副腎髄質からは，カテコールアミン（アドレナリン，ノルアドレナリン）が分泌される（表7-3）。

表7-3　副腎から産生されるホルモンと主な疾患

		産生ホルモン		主な疾患
皮　質	球状帯	鉱質コルチコイド	アルドステロン	コン症候群
	束状帯	糖質コルチコイド	コルチゾール	クッシング症候群
	網状帯	性ステロイド	アンドロゲン	副腎性器症候群
髄　質		カテコールアミン（アドレナリン・ノルアドレナリン）		褐色細胞腫

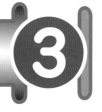

内分泌臓器疾患の病態

1 下垂体の疾患

（1）ホルモン産生性下垂体腫瘍に伴う疾患

1）下垂体性巨人症　pituitary gigantism

　　成長ホルモン（growth hormone：GH）産生性下垂体腫瘍が成長期に発生すると，身長が異常に高い巨人症になり，成人発症では先端巨大症（末端肥大症）となる。また，内臓を含めた全身の組織の肥大と代謝亢進も伴い，糖尿病や高血圧の合併症を生じることもある。

2）クッシング病　Cushing disease

　　慢性的な高副腎皮質ホルモン血症により，特徴的な臨床症状や身体所見を呈する疾患群をクッシング症候群という（p.69 参照）。そのうち，副腎皮質刺激ホルモン（adrenocorticotropic hormone：ACTH）産生性下垂体腫瘍などによる下垂体性 ACTH 分泌過剰によるものをクッシング病という。

（2）下垂体性低身長症（小人症）　pituitary dwarfism

　　下垂体機能の低下により，小児期に成長ホルモンの分泌が減少すると小人症になる。また，青年期以降に発症する循環障害，腫瘍，炎症などによる下垂体壊死に起因した下垂体機能低下症をシモンズ病という。

（3）尿崩症　diabetes insipidus

　　尿崩症は下垂体後葉のバソプレッシン（抗利尿ホルモン，ADH）が不足することで尿量が増える病態であり，口渇や多飲を主な症状とする。

2 甲状腺の疾患

（1）甲状腺機能にかかわる疾患

● 甲状腺機能亢進症（バセドウ病，グレーブス病）　Basedow disease, Graves disease

　　バセドウ病は，甲状腺刺激ホルモン受容体（TSHR）に対する自己抗体が産生され，受容体に結合することで，甲状腺刺激ホルモンシグナルが持続的かつ過剰に甲状腺濾胞上皮細胞に入ることとなり，その結果過剰の甲状腺ホルモンが分泌され，甲状腺機能が亢進する自己免疫疾患の一つである。バセドウ病は 20 歳以降の女性に多く，男性の 5

～7倍である。甲状腺が腫大し，甲状腺ホルモンの過剰な分泌作用による頻脈，多汗，手足のふるえ，体重減少，脱力など諸症状が出現し，脳や性腺，リンパ節を除くほとんど全身の組織代謝が亢進することが特徴である。臨床症状として，特に Merseburg の3徴候（びまん性甲状腺腫，心悸亢進，眼球突出）があげられる。

（2）橋本病（慢性リンパ球性甲状腺炎） Hashimoto disease

橋本病は免疫系が何らかの原因により甲状腺に対する自己抗体をつくり，自分自身の甲状腺を攻撃するために起こる疾患で，中年女性に好発する代表的な臓器特異的自己免疫疾患として位置づけられている。甲状腺ははじめびまん性に腫大するが，末期には萎縮する。組織学的にはリンパ球浸潤を伴った慢性炎症であることから，慢性リンパ球性甲状腺炎ともよばれる。

（3）甲状腺機能低下症 hypothyroidism

甲状腺機能低下症では，甲状腺ホルモンの分泌が不足するために新陳代謝が低下し，諸臓器で機能障害に陥ることで種々の症状を示す。胎生期および新生児期に起こるとクレチン病を発症し，小人症，骨格系の異常や知能低下を伴う。

（4）甲状腺癌 thyroid cancer

甲状腺癌は女性に多く発生し，組織学的には乳頭癌，濾胞癌，未分化癌，髄様癌に分けられる。

3 副腎の疾患

（1）クッシング症候群 Cushing syndrome

クッシング症候群は成人女性に多く，中心性肥満，満月様顔貌，高血圧，糖尿病などの症状がみられる。これらの症状は，糖質コルチコイド（コルチゾール）が副腎皮質の束状帯から過剰に分泌されることにより起こる。クッシング症候群の原因は，副腎皮質刺激ホルモン（ACTH）産生性下垂体腫瘍，副腎皮質腫瘍，異所性 ACTH 産生腫瘍（肺小細胞癌など）による。

また，治療などにより，長期にわたって副腎皮質ステロイド薬を使用した場合に同様の症状が現れることがあり，これを続発性クッシング症候群という。

（2）褐色細胞腫 pheochromocytoma

副腎髄質に発生し，副腎髄質ホルモンのカテコールアミン（アドレナリン，ノルアドレナリン）を過剰産生する腫瘍をいう。成人に発生し，大部分の腫瘍は良性であることが多いが，一部のものは血行性転移を示すなど悪性腫瘍としての性質を示す。症状とし

てはカテコールアミン過剰産生による高血圧症，代謝亢進による痩せ，発汗，四肢のふるえ，血糖上昇などが認められる。

4 膵島の疾患

（1）糖尿病　diabetes mellitus：DM

　　膵臓に存在するランゲルハンス島のA（α）細胞はグルカゴンを，B（β）細胞はインスリンを，D（δ）細胞はソマトスタチンを分泌している。インスリンの絶対的・相対的な不足によって，体内に取り入れたグルコース（ブドウ糖）がうまく利用されず，慢性的な高血糖状態を主徴とする疾患を糖尿病という。血液中のブドウ糖は腎臓の近位尿細管で再吸収されるため，ほとんどが尿中に排出されることはないが，血糖値が限界を超えると腎臓での再吸収が間に合わなくなり尿中に排出される。このため，健常人でも糖質を大量摂取した後や運動直後の状態において尿糖が検出されることがある。

　　糖尿病ではインスリンの利用がうまくされないことで，眼，腎臓，神経，血管などに重大な変化を及ぼしてしまうが，インスリンの作用がうまくいかないメカニズムには2種類が存在する。

1）1型糖尿病（インスリン依存性）

　　1型糖尿病は膵臓のランゲルハンス島にあるB（β）細胞の減少があり，インスリンそのものの産生量が少なくなることにより起こる。この型は自己免疫的機序（遺伝的要因やウイルス感染）により，B（β）細胞が破壊されて減少することで高血糖を生じると考えられている。1型糖尿病では多くの場合，不足したインスリンを注射などで補うことが必須となる。

2）2型糖尿病（インスリン非依存性）

　　2型糖尿病では，ランゲルハンス島の減少や変性，アミロイド沈着によりインスリンの分泌が低下して糖尿病になるものと，インスリンの量が十分にあってもそれを受け取る細胞の受容体の数が減少することでインスリンに対する反応性が低下（インスリン抵抗性）して高血糖を生じるものがある。この型の糖尿病罹患率は高く，一般的に糖尿病というと2型糖尿病をさす。原因は不明であるが，遺伝的要因と生活習慣の欧米化に伴う肥満など後天的要因の両者が関与していると考えられている。治療は食事療法や運動療法が基本となるが，インスリンが必要になる場合もある。

　　血管内皮細胞は高血糖状態により傷害を受けるため，糖尿病では大小の血管が傷害されることによりさまざまな合併症が引き起こされる。細動脈硬化症では，高血糖状態が続くことで細胞内に糖が沈着したり，さまざまな蛋白質に糖が沈着することで小さな血管が傷害され，心筋梗塞，脳梗塞，眼底出血や四肢末端壊疽などが起こる。特に心筋梗塞は糖尿病患者の死因の第1位になっている。

　　また，糖尿病性腎症，糖尿病性網膜症，化膿性傾向，知覚障害などもみられる。糖尿

病性腎症では腎臓の糸球体の毛細血管に障害が起こり，糸球体での尿の産生が減少し，腎不全に陥る。糖尿病性網膜症による網膜出血などによる視力障害は，日本人の視力消失の原因のうちで最も多い。

糖質代謝

　糖質は生体にとって重要なエネルギー源である。糖質の最小単位は単糖であり，グルコース（ブドウ糖）は代表的な単糖である。食物中のでんぷんやグリコーゲンはアミラーゼで分解され，グルコースになる。通常，血液中のグルコースの濃度は一定に保たれているが，食後では高くなる。このとき膵臓のランゲルハンス島のＢ（β）細胞からインスリンが分泌されることで，糖質代謝が促され，身体のさまざまな細胞においてエネルギーとして蓄えられる。すなわち私たちの身体（特に脳の神経細胞）ではグルコースを取り入れ，それを代謝してエネルギーへと変換している。

　血中では，インスリン，グルカゴン，成長ホルモン（GH）および副腎皮質ホルモンといった数多くのホルモンが糖質代謝にかかわっている。

（2）膵島腫瘍　islet cell tumor

　ランゲルハンス島原発の腫瘍の多くは良性腫瘍であるが，インスリンを多量に分泌する腫瘍（インスリノーマ）や，グルカゴンを多量に産生する腫瘍（グルカゴノーマ）など機能性の腫瘍と，まったくホルモンを分泌しない腫瘍（非機能性腫瘍）がある。

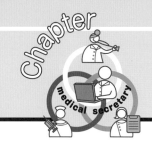

Chapter 8 呼 吸 器 系

学習目標

- 上気道と下気道の違いを述べることができる。
- 代表的な呼吸器疾患について述べることができる。
- 肺癌の種類とそれらの特徴を述べることができる。

呼吸器の解剖 ①

　肺（lung）は胸腔内に左右一対存在し，通常右肺は上葉・中葉・下葉の3葉に，左肺は上葉，下葉の2葉に分葉している。肺の表面と胸壁は漿膜とよばれる一層の扁平な中皮細胞で覆われており，肺表面を覆う漿膜を臓側胸膜，胸壁内面を覆う漿膜を壁側胸膜とよぶ。臓側胸膜は肺門部で折れ返り壁側胸膜へと移行するが，この臓側胸膜と壁側胸膜でつくられた空間を胸膜腔という。胸膜腔内にはわずかな胸水が存在しており，肺が呼吸にあわせて伸び縮みする際，肺が擦れないよう，潤滑油のような役割を果たしている。

　胸腔という言葉の定義には広義と狭義の意味があり，通常胸郭の内側，つまり肋骨や肋間筋で囲まれたいわゆる胸の中の空間は，広義の意味での胸腔とよばれる。また呼吸器外科など臨床領域において使用される胸腔という言葉は狭義の意味で用いられ，胸膜腔を意味しているために注意が必要である。

　呼吸器系の構造は，空気の通り道である管腔構造の気道と，酸素の取り込みや炭酸ガス（二酸化炭素）の排出を行う（ガス交換の場である）肺胞から成り立っている（図8-1）。

　気道のうち，鼻腔―咽頭―喉頭までを上気道といい，気管―肺までを下気道という。鼻や口から吸い込まれた空気は，咽頭，喉頭を通過し，気管に入ると左右に枝分かれし，肺門を抜け気管支を通って肺内に入る。気管支は肺内に入ると分岐を繰り返し，呼吸細気管支とよばれる細い枝となり，最終的には呼吸部である肺胞に到達する。主気管支から肺胞まではおよそ23回の分岐を繰り返す（図8-1）。

1 上気道（鼻腔・咽頭・喉頭）の構造と機能

　通常外気は鼻から吸い込まれるので，気道の始まりは鼻腔といえる。鼻腔は吸気の加温と湿度調節を行い，ほこりなどの異物を取り除いている。さらに鼻腔の深部には嗅覚

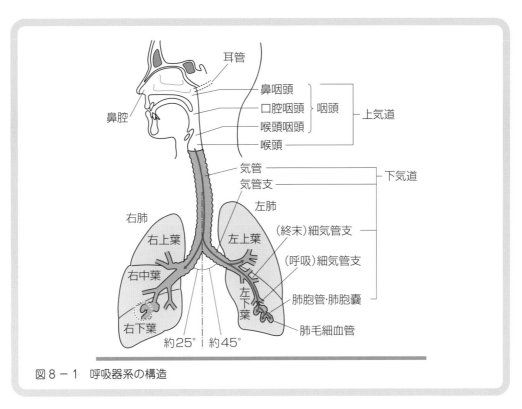

図8-1 呼吸器系の構造

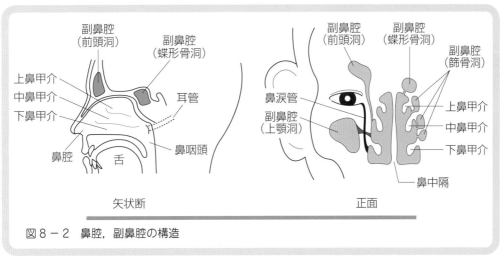

図8-2 鼻腔，副鼻腔の構造

にかかわる嗅部が存在する。また，鼻腔周囲の頭蓋骨内には副鼻腔（前頭洞，蝶形骨洞，上顎洞，篩骨洞）という空間が存在する（図8-2）。鼻腔には副鼻腔と鼻涙管が開口しており，鼻腔は咽頭につながり，咽頭には耳管が開口している。

　鼻に入った空気は咽頭に続き，喉頭から気管に入る。喉頭には声帯があり，呼気時に声帯が振動して声が出る。

2 下気道（気管 trachea・気管支 bronchus・細気管支）の構造と機能 (図8-1)

　空気の流入口である気管は，上は喉頭に続き，下は左右の気管支に分岐するまでの長さが成人で約10cm，太さ2～2.5cmの半円筒状の管で，食道の前部に接しながら下方に伸びる。その後，気管は左右の主気管支に分岐する。気管はC字型の気管軟骨が気管壁の前面を覆うことで気道内腔を維持し，気道を虚脱から防いでいるが，食道と接する気管の後壁は，平滑筋が走行する膜様部とよばれる柔軟な組織構造になっている（図8-3）。

　右主気管支は，左主気管支に比べて短く，太く，垂直に近い走行を示すため，異物を吸入した場合には，右主気管支に入りやすく，このため誤嚥性肺炎は右肺下葉に生じやすい。一方，左主気管支は心臓からの大動脈弓の下を走行しており，右主気管支より細長く，分枝の角度が大きい（図8-1）。

　主気管支以降の下気道は肺の中に位置している。気管および気管支の壁内には，痰の主な構成成分である粘液を分泌する分泌腺組織（気管腺および気管支腺）が存在している。また気管と同様に，気管支にはC字型の軟骨が存在しており，気道を虚脱から防いでいる。気管支は分岐を繰り返すたびに徐々に細くなり，細気管支とよばれる軟骨輪と分泌腺を欠如した気道に続き，さらに肺胞管，肺胞嚢を経て肺胞に至る（図8-1，3）。

3 肺胞の構造と機能

　肺には上記の導管部分（気管支，細気管支）と，最終的な酸素・二酸化炭素（炭酸ガス）のガス交換を行う交換部分（肺胞）が存在する（図8-1，3，4）。

　肺胞は肺胞上皮細胞と肺胞腔をあわせた実質と，実質の間を埋める結合組織である間質により構成される。肺胞内腔を裏打ちする肺胞上皮細胞には主としてⅠ型肺胞上皮細胞とⅡ型肺胞上皮細胞が存在し，細胞数の割合ではⅠ型肺胞上皮は全肺胞面積の90%を覆っている。Ⅰ型肺胞上皮細胞は扁平な細胞で，毛細血管の内皮細胞と基底膜を介して接することにより血液空気関門を形成しガス交換（酸素と二酸化炭素の交換）を行っている（図8-4，5）。一方，Ⅱ型肺胞上皮細胞は立方形で，肺胞が膨らんだ状態を維持するためのサーファクタント（界面活性物質）を肺胞上皮表面に分泌するとともに，自己複製能を有しⅠ型肺胞上皮にも分化しうる細胞であり，幹細胞的な役割を担うとされている。

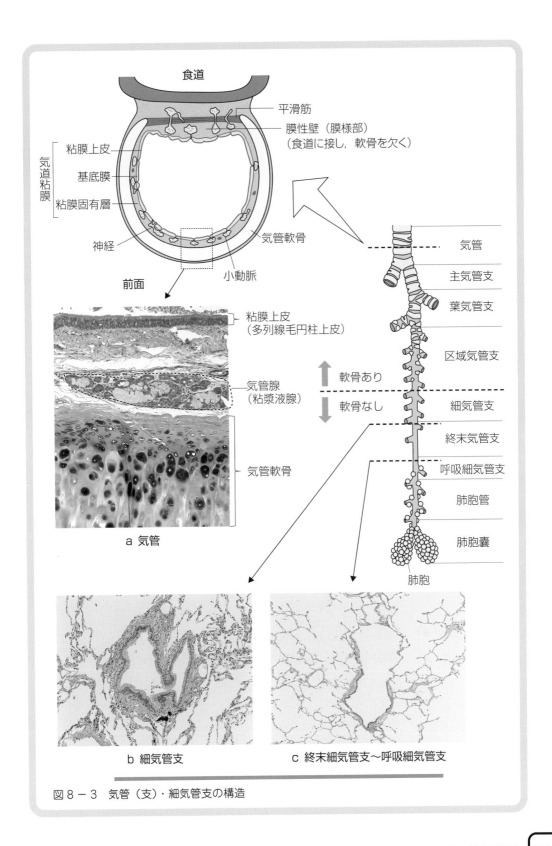

食道

平滑筋

膜性壁（膜様部）
（食道に接し，軟骨を欠く）

気道粘膜
粘膜上皮
基底膜
粘膜固有層

神経

前面

小動脈

気管軟骨

粘膜上皮
（多列線毛円柱上皮）

気管腺
（粘漿液腺）

気管軟骨

a 気管

気管

主気管支

葉気管支

区域気管支

軟骨あり

軟骨なし

細気管支

終末気管支

呼吸細気管支

肺胞管

肺胞囊

肺胞

b 細気管支

c 終末細気管支〜呼吸細気管支

図8－3　気管（支）・細気管支の構造

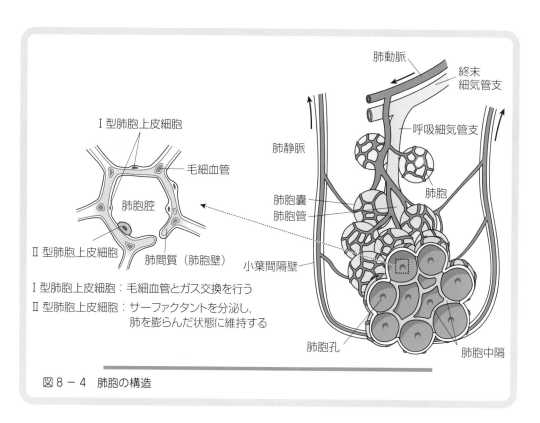

Ⅰ型肺胞上皮細胞

毛細血管

肺胞腔

Ⅱ型肺胞上皮細胞

肺間質（肺胞壁）

Ⅰ型肺胞上皮細胞：毛細血管とガス交換を行う
Ⅱ型肺胞上皮細胞：サーファクタントを分泌し，
　　　　　　　　　　肺を膨らんだ状態に維持する

肺動脈

終末
細気管支

呼吸細気管支

肺静脈

肺胞

肺胞嚢
肺胞管

小葉間隔壁

肺胞孔

肺胞中隔

図8－4　肺胞の構造

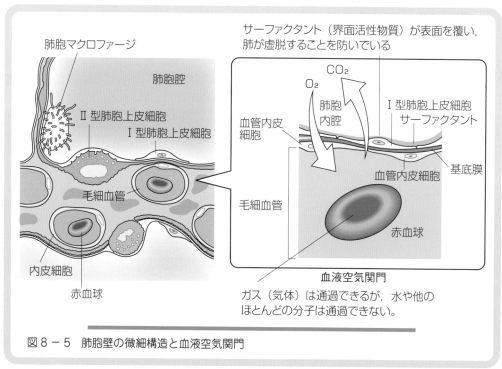

肺胞マクロファージ

肺胞腔

Ⅱ型肺胞上皮細胞

Ⅰ型肺胞上皮細胞

毛細血管

内皮細胞

赤血球

サーファクタント（界面活性物質）が表面を覆い，
肺が虚脱することを防いでいる

CO_2

O_2

肺胞
内腔

Ⅰ型肺胞上皮細胞
サーファクタント

血管内皮
細胞

血管内皮細胞

基底膜

毛細血管

赤血球

血液空気関門

ガス（気体）は通過できるが，水や他の
ほとんどの分子は通過できない。

図8－5　肺胞壁の微細構造と血液空気関門

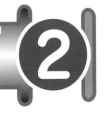

呼吸器疾患の病態

1 上気道の疾患

（1）鼻腔の疾患

1）鼻炎　rhinitis（図8 − 6）

粘膜の炎症をいい，アレルギー性急性鼻炎の代表は花粉症である。鼻粘膜の充血，腫れが慢性化すると，粘膜にポリープ状の隆起（鼻茸）ができて鼻閉を起こす。重度の鼻閉になると，ポリープの切除が行われる。

2）副鼻腔炎　sinusitis

副鼻腔の中で最も炎症を起こしやすいのは両側の上顎洞である。上顎洞の内腔と鼻の内腔をつなぐ細い管が炎症によって閉塞すると，中の膿を排出することができなくなり，上顎洞内に膿がたまる。これを慢性副鼻腔炎（蓄膿症）という。

3）副鼻腔に発生する癌　carcinoma of paranasal sinus

副鼻腔に起こる癌の大部分は上顎洞に発生する。本来，副鼻腔の正常粘膜上皮は多列線毛上皮であるが，副鼻腔から発生する癌のほとんどは扁平上皮癌と診断されることが多い。扁平上皮癌が進行すると，癌細胞が周囲の骨を破壊して，眼窩内に直接浸潤し，最終的には頸部リンパ節へ転移する。

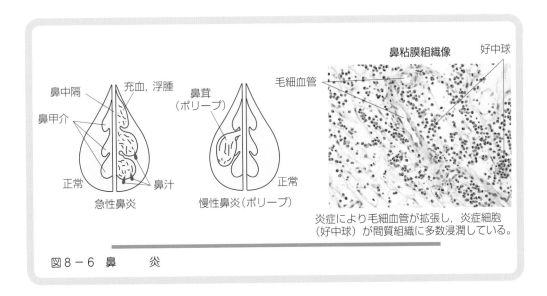

炎症により毛細血管が拡張し，炎症細胞（好中球）が間質組織に多数浸潤している。

図8 − 6　鼻　　炎

（2）喉頭の疾患

1）喉頭炎 laryngitis

ウイルス感染や機械的な刺激により声帯が不規則に腫れ上がると，左右の声帯がよく擦り合わず声が出しづらい状態になる。また歌手のように声帯を酷使すると声帯ポリープができ，声が出せなくなることがある。このような場合にはポリープ切除術が行われ，容易に治癒する。

2）喉頭癌 laryngeal carcinoma

扁平上皮癌であることが多く，頸部リンパ節への転移を起こす。長く嗄声（させい）が続くときには，慢性喉頭炎との鑑別が必要になる。

2 下気道の疾患

（1）気管支の疾患

1）気管支喘息 bronchial asthma

気管支喘息とは，さまざまな刺激物質によって引き起こされる，発作性の気管支収縮を特徴とする，気道のアレルギー性炎症性肺疾患である。気管支喘息では，発作時，比較的太い気管支から細い気管支までの平滑筋が強く収縮し，気管支内腔が狭くなる。さらに，気管支粘膜からの粘液分泌の増加に伴い，気管支内腔には粘液が栓のように詰まる。このため，咳（せき），痰（たん），が出て，「ゼイゼイ」「ヒューヒュー」という喘鳴（ぜんめい）を生じ，さらに発作が強くなると呼吸困難が起こる。発作は季節の変わり目に多く，夜半から早朝に起こりやすい。病因としては，食物，牛乳，花粉，動物の毛，鳥の排泄物，部屋の中の塵，カビ，ダニなど，アレルギーの関与が考えられているが，感染，気象条件，心因性と考えられるものまである。アレルギー反応として，喀痰（かくたん）を顕微鏡で観察すると，多数の好酸球（Chapter 4　白血球の項 p.37 参照）が浸潤していることが確認される。

2）気管支炎 bronchitis

急性気管支炎と慢性気管支炎がある。

急性気管支炎は刺激性のガス吸引によるほか，細菌感染により発症するものもある。

慢性気管支炎は主に臨床面から定義された疾患であり，1年のうち3カ月以上持続する咳や痰が，2年以上にわたって繰り返されることで診断される。病理組織学的には，気管支の壁に慢性的な炎症がみられ，さらに気管支粘膜の粘液腺に過形成（細胞の数が増加する現象）が起こることにより痰が多くなると考えられている。

3）気管支拡張症 bronchiectasis

幼小児期の重篤な肺炎の後や先天異常によるもの，あるいは異物や腫瘍による気管支閉塞によって起こる。気管支拡張症は肺炎によって肺内における肺胞領域が完全に潰れ，残った気管支が拡張する。肺換気機能の低下によりさらに細菌感染を繰り返すことで，大量の膿性痰，血痰，発熱を引き起こす（図8－7）。

（2）肺炎　pneumonia（図8 - 8）

　　肺炎とは肺に起こる炎症性変化の総称であるが，一般にはガス交換に重要な役目を果たす肺胞腔内で炎症が起こる肺胞性肺炎をさしている。一方，肺胞腔を取り巻く肺の間

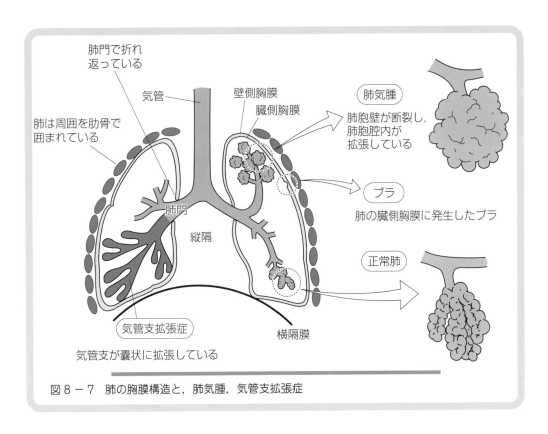

図8-7　肺の胸膜構造と，肺気腫，気管支拡張症

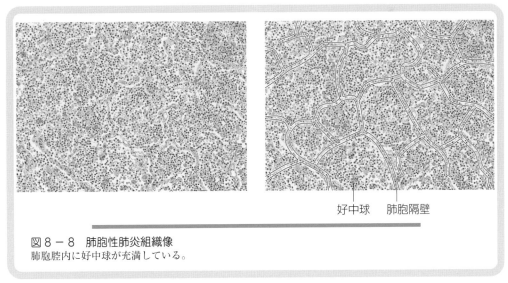

図8-8　肺胞性肺炎組織像
肺胞腔内に好中球が充満している。

質に炎症が起こった場合には，通常の肺炎と区別するために間質性肺炎あるいは肺臓炎とよばれる。

　肺炎は病変の広がり方，病変の発生部位，原因によって分類されている。特に，肺胞性肺炎を病変の広がり方から病理学的に分類した場合，気管支（小葉性）肺炎と大葉性肺炎に大別される。

1）気管支（小葉性）肺炎　bronchopneumonia

　細菌が気道を経て肺胞内へと感染を進展させることで，肺小葉を単位とした炎症性病変が起こる。この炎症性病変では，細気管支から肺胞において滲出物が充満する。滲出物の種類，また原因となる細菌（ブドウ球菌，肺炎双球菌，溶血性連鎖球菌，インフルエンザ桿菌など）によっても分類される。

　気管支肺炎は適切な治療により一般的には治癒するが，高齢者や小児では死亡することもあり，注意が必要である。

2）大葉性肺炎　lobar pneumonia

　肺炎病変が1つの肺葉全体に急速に広がるため，上葉，下葉といった肺の広い領域に激しい炎症が起こることが特徴である。

（3）間質性肺炎　interstitial pneumonia

　肺胞腔に炎症が起こる肺胞性肺炎（気管支肺炎や大葉性肺炎）に対し，間質性肺炎では肺胞壁や気管支の周囲にある間質に炎症，線維化が生じる疾患である。間質性肺炎を引き起こす要因は多数（膠原病，薬剤，放射線，ウイルス感染，化学物質，鳥の排泄物などへの長期曝露）存在するが，原因不明の場合も少なくない。

（4）誤嚥性肺炎（嚥下性肺炎）　aspiration pneumonia

　食物や口腔内の内容物が誤って肺内に取り込まれることにより起こる肺炎を誤嚥性肺炎，あるいは嚥下性肺炎という。

（5）肺の日和見感染　opportunistic infection of the lung

　通常では感染を起こさないような弱毒性の病原体が，先天性の免疫不全症，悪性腫瘍，血液疾患，長期ステロイド剤の投与などによる後天性の免疫不全状態において重篤な感染症を引き起こすことを，日和見感染とよぶ。

（6）肺気腫　pulmonary emphysema（図8 - 7）

　肺気腫は急性で可逆性のものと，慢性で不可逆性の2種に分けられている。一般に閉塞性肺疾患として問題になるのは，肺の組織（肺胞ならびに呼吸細気管支レベルの壁）が破壊される慢性肺気腫であり，喫煙との関係が取り上げられている。

● 慢性肺気腫　chronic pulmonary emphysema

　慢性肺気腫は，肺胞および呼吸細気管支レベルの壁の破壊と肺の過膨張（気腔の異常な拡大）を主とする疾患である。肺胞壁が破壊，消失することで，肺胞の表面積は減少し，また肺胞の毛細血管網も減少することから十分な換気が行われず，肺の弾力性（膨らんだ肺が縮もうとする力）が低下する。その結果，肺は過度に膨らんだ状態のままになる。また，肺血管床の減少から肺動脈圧の上昇が起こり，右心室圧も上がる。肺気腫では病変が全肺の1/3以上に及ぶまで，運動や労作時の呼吸困難や息切れといった臨床症状は出ない。肺胸膜直下に発生する肺気腫で，大小1cm以上の嚢状を呈するものを気腫性嚢胞（ブラ，bulla）とよんでいる。

（7）塵肺症　pneumoconiosis

　鉱山の作業員，石材業者，アスベスト（石綿）材の加工業者などが，珪石やアスベストなどの粉末を吸引することによって肺内に線維化が起こり，呼吸困難を起こす。労働災害として扱われる。

（8）肺結核　pulmonary tuberculosis（図8－9, 10）

　結核菌により起こる感染症であり，戦前までは疾患別死亡率の第1位で不治の病と恐れられてきたが，医学の進歩，栄養状態の改善などにより，欧米や日本では罹患率が減少したことから，今では過去の病と思われるまでになった。しかし結核の罹患率は1997（平成9）年以降，新規患者，罹患率ともに再び増加しており，国内各地で集団感

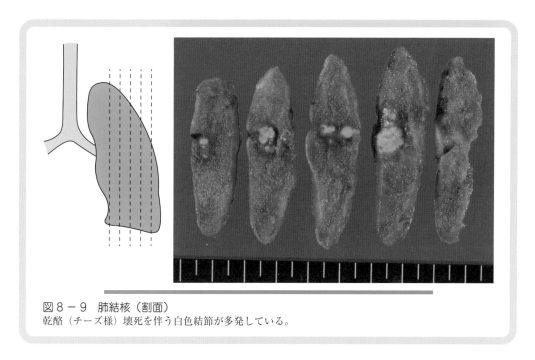

図8－9　肺結核（割面）
乾酪（チーズ様）壊死を伴う白色結節が多発している。

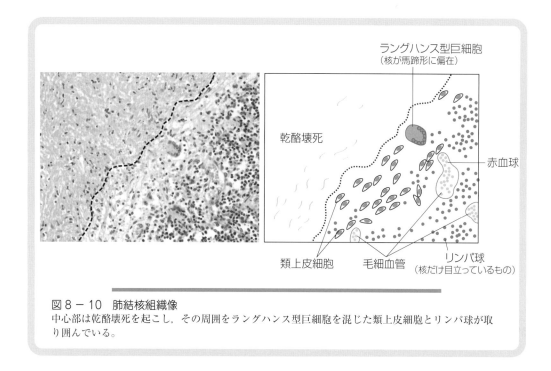

図8-10 肺結核組織像
中心部は乾酪壊死を起こし，その周囲をラングハンス型巨細胞を混じた類上皮細胞とリンパ球が取り囲んでいる。

染や院内感染が報告され，再興感染症として問題になっている。

3 肺にできる悪性腫瘍

（1）肺癌 lung cancer

　日本人の死因の第1位は癌によるものだが，なかでも肺癌は男性の部位別癌死亡数の第1位に，男女合わせた死亡数も1998（平成10）年からは第1位になっている。

　肺には大きく分けて，異なる形態を示す4種類の癌が発生する。その種類によって発生部位が異なり，広がり方も異なるので，治療法も当然異なる（図8-11）。

　日本人に出現する肺癌は，腺癌が最も多く，次いで扁平上皮癌，小細胞癌，大細胞癌の順である。

　近年，自分が罹患している「癌」がどのような組織型（腺癌か扁平上皮癌かなど）であるのか，あるいは癌化に関連する特定の遺伝子にどのような変異があるのかなどを調べることにより，自分自身の癌の種類に合った薬剤の選択ができるようになってきている。とりわけ肺癌に効果的な分子標的治療薬の登場により，癌ゲノム医療は近年飛躍的に発展してきたといえる。

　癌ゲノム医療とは，癌組織から癌の発生にかかわる多数の遺伝子の変異を詳しく調べ，個々の患者に対し，癌細胞が有する遺伝子変異の種類に応じた診断・治療を行う医療をいう。癌ゲノム医療では，分子標的治療薬の選択にコンパニオン診断や癌遺伝子パネル

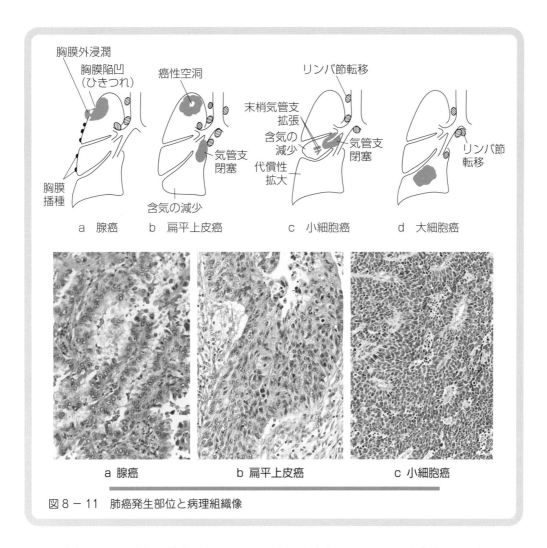

図8-11 肺癌発生部位と病理組織像

a 腺癌　b 扁平上皮癌　c 小細胞癌　d 大細胞癌

（図の上段ラベル）
胸膜外浸潤
胸膜陥凹（ひきつれ）
癌性空洞
リンパ節転移
末梢気管支拡張
含気の減少
気管支閉塞
リンパ節転移
胸膜播種
含気の減少
気管支閉塞
代償性拡大

（下段）
a 腺癌　b 扁平上皮癌　c 小細胞癌

検査といった遺伝子検査が行われる。現在，癌治療に用いられる治療薬には，従来型の抗癌剤（化学療法）に加え，分子標的治療薬，免疫チェックポイント阻害薬，ホルモン薬など，作用の異なる薬剤が多数存在するが，従来型の抗癌剤は，正常な細胞に対しても分裂・増殖能に影響を与えるなど副作用が生じることから，患者のQOL（quality of life，生活の質）を著しく低下させる原因となっていた。一方，分子標的治療薬は，癌細胞が作り出す異常な蛋白質を標的に，その働きを妨げることにより癌細胞を選択的に排除するなど，従来型の抗癌剤とは作用機序が異なることから副作用も少なく効果も期待できる。

1）腺癌 adenocarcinoma（図8-11a）

　腺癌は肺癌のなかでも最も頻度が高く，また近年増加傾向がみられる。喫煙者のみならず，非喫煙者や女性に多くみられる肺癌の多くがこの型であり，肺の末梢部に発生することが多い。そのため，肺内で増殖した癌細胞は近傍の胸膜に浸潤し，胸膜表面が引

きつれた状態の胸膜陥凹として画像上に写し出される。比較的大きくなるまで症状が出ないため発見が遅れることが多いが，最近では画像診断技術の進歩により健康診断で発見される例も増加している。

2）扁平上皮癌　squamous cell carcinoma（図8－11b）

多くは肺門部の太い気管支（肺の中枢部）より発生するが，末梢の肺野に発生することもある。喫煙との関係が最も深く，欧米では扁平上皮癌が最も多い。

3）小細胞癌　small cell carcinoma（図8－11c）

喫煙との関連が深く，肺の中枢側に発生することが多いが，末梢にも発生する。名前の由来のように，非常に小型の癌細胞がびまん性に広がることで急速に大きくなり，リンパ節転移，遠隔転移ともに頻度が高く，見つかった時点で手遅れのことが多い。他の肺癌と比べて，抗癌剤や放射線治療に対する感受性が高く，原発巣の腫瘍が完全に消失することもあるが，効果は一時的で，予後は非常に悪く，大部分は半年以内に死亡する。

4）大細胞癌　large cell carcinoma（図8－11d）

中肺野から末梢に発生するが，発育は比較的早く，早期にリンパ行性ないし血行性転移をきたし，予後が不良である。組織学的に，腺癌，扁平上皮癌，小細胞癌のいずれの分化も示さない型で，特徴のない大型未分化な癌細胞の増殖よりなる。

（2）転移性肺腫瘍　metastatic lung cancer

肺は肺以外の臓器に発生した悪性腫瘍の転移の頻度が高い。なぜなら，全身の静脈血が肺に還流し，肺の毛細血管を通過するため，大静脈系に入った腫瘍細胞は肺に引っかかりやすいからである。肺そのものに発生する原発性肺癌より頻度的にはずっと多い。

（3）肺のその他の腫瘍

神経内分泌顆粒を有するカルチノイド，気管支腺から発生する癌腫，軟骨および気管支上皮細胞の増生からなる良性の過誤腫などがある。

4　胸膜の疾患

（1）気胸　pneumothorax（図8－12）

胸膜腔内に空気が入って陰圧が消失することを気胸という。気胸の多くは，肺の臓側胸膜直下に発生したブラ（嚢胞）が破裂することにより起こる。やせ型で高身長の男性に起こりやすい。

（2）悪性中皮腫　malignant mesothelioma

胸膜を覆う中皮細胞から発生するまれな腫瘍であり，アスベスト（石綿）曝露との関連がよく知られている。アスベストの曝露歴が認められた場合は労働災害の適応となる。

わが国におけるアスベストの製造，使用は 2004（平成 16）年 10 月に原則禁止に，2006（平成 18）年 9 月には製造，輸入，譲渡，提供，使用が全面禁止されているが，悪性中皮腫が発症するまでの潜伏期間はおよそ 20 〜 50 年とされていることから，今後も患者の発生に注意を払う必要がある。

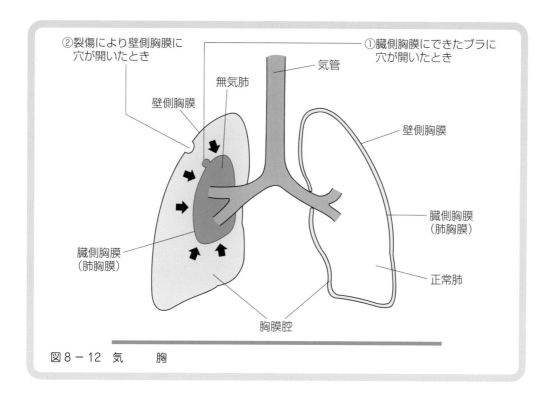

②裂傷により壁側胸膜に
穴が開いたとき

無気肺

壁側胸膜

気管

①臓側胸膜にできたブラに
穴が開いたとき

壁側胸膜

臓側胸膜
（肺胸膜）

正常肺

臓側胸膜
（肺胸膜）

胸膜腔

図 8 − 12　気　　胸

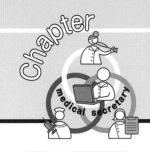

9 消化器系

学習目標

- 消化管（食道，胃，十二指腸，小腸，大腸）の構造と機能について述べることができる。
- 消化管に連続する臓器（肝臓，胆嚢，膵臓）の構造と機能について述べることができる。
- 消化管，肝臓，胆嚢，膵臓に発生する代表的な疾患について述べることができる。

消化器の解剖と機能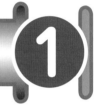

1 消化管の機能および形態

　ヒトは外部から糖や蛋白質，ビタミンなどを食物として取り込んでいる。食物を取り入れ，消化し吸収する器官を消化管という。消化管は食物を摂取する口腔に始まり，咽頭，食道，胃，十二指腸，小腸，大腸，直腸を経て消化吸収され，最終的に肛門に達する管腔性臓器である（図9 - 1）。

　食物は生体が活動するエネルギー源となり，さらに生体で蛋白質などを合成する材料となっている。消化とは，食物を吸収できる大きさまで機械的・化学的に分解することである。口腔では歯による咀嚼で食物を砕き，唾液腺から分泌される唾液によって糖質の分解が始まる。舌の運動で食物が奥に運ばれ，咽頭粘膜に当たると嚥下反射が引き起こされる。嚥下反射のとき，咽頭と鼻腔の間は軟口蓋によって区切られ，また咽頭と喉頭の間は喉頭蓋で塞がれるので食物は食道に滑り落ちる（図9 - 2）。飲み込まれた食物は，食道の蠕動運動によって胃に運ばれる。

（1）口腔　oral cavity

　口腔は，前方を口唇によって囲まれ，側方は頬，上方は口蓋，下方は舌によって形づくられ，後方は咽頭に続く（図9 - 3, 4）。舌は骨格筋でできており，上面には多数の舌乳頭が存在する。舌乳頭には味覚の受容器である味蕾が多数存在しており，ヒトはこの味蕾を介して，甘味，塩味，辛味，苦味，酸味などを感じている。歯は，上顎骨と下

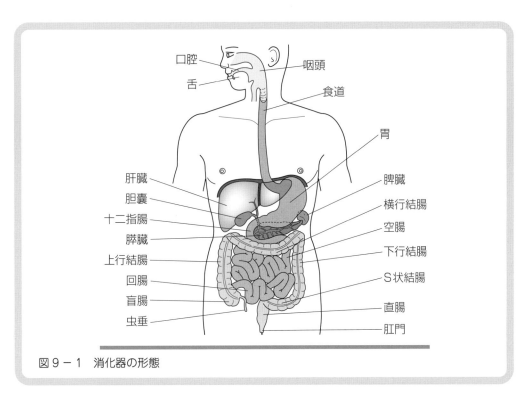

図9-1 消化器の形態

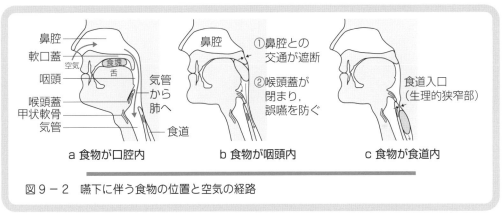

図9-2 嚥下に伴う食物の位置と空気の経路

顎骨にある歯槽の間の中に埋め込まれている。生後6カ月頃から乳歯が生え始め、全部で20本となるが、およそ12歳までに乳歯は抜け落ち、その後32本の永久歯に生え変わる。唾液腺は唾液を分泌する器官であり、耳下腺、顎下腺、舌下腺の3大唾液腺が存在する。唾液には澱粉分解酵素である唾液アミラーゼ、殺菌作用のあるリゾチームが含まれる。

(2) 咽頭 pharynx

咽頭は食道につづく管であり、上方から、咽頭鼻部、咽頭口部、咽頭喉頭部に分けら

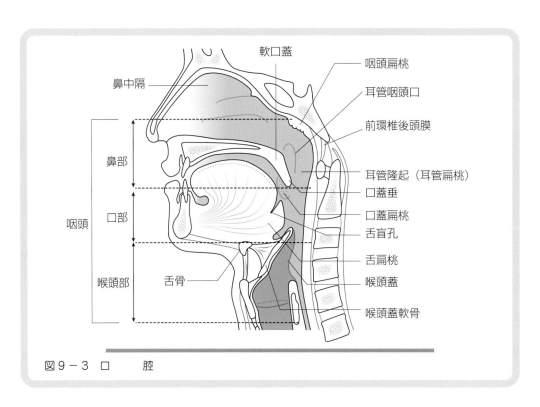

図 9 - 3　口　　腔

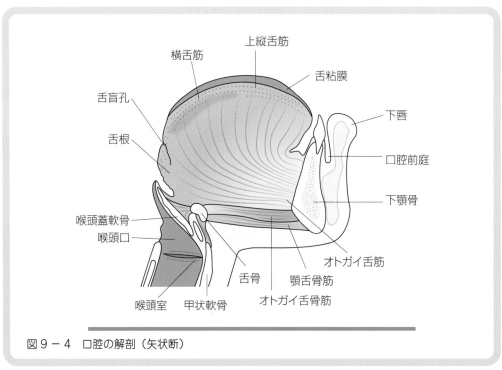

図 9 - 4　口腔の解剖（矢状断）

　1　消化器の解剖と機能

れる。咽頭口部は呼吸器および消化器と共通する部位である。

（3）食道　esophagus

　食道は筋性の管で，食物を口から胃に運び，胃内容物の逆流を防ぐ。食道の粘膜は，重層扁平上皮という扁平な上皮が幾重にも重なった構造からなる上皮細胞に覆われており，外からの機械的摩擦（食道では食物が通るなど）にも耐えられる保護的機能を有している。上皮とともに粘膜を形成する固有層は少量の結合組織と疎な脈管よりなる。固有層の外側には粘膜筋板，粘膜下層，固有筋層，外膜が存在する（図9−5）。粘膜下層には導管により食道内腔に連続する食道腺が散見され，粘液を産生することで食物の円滑な嚥下を助けている。食道の固有筋層では平滑筋のみならず横紋筋が混在している部位も存在する。固有筋層の周囲に存在する外膜は薄い結合組織により構成され，気管などの縦隔組織と連続している（図9−6）。

（4）胃　stomach

　胃は食道に続き，十二指腸に連なる消化管の1区画である。その機能は摂取された食物を一旦貯留し，腸で吸収しやすいように胃液によって分解し，少しずつ連続的に送り出すことにある。胃液には蛋白質消化酵素（ペプシノゲン→ペプシン）が含まれており，消化が進んだ食物は十二指腸に送り出される。また，強酸性の胃液は細菌を殺す役目も

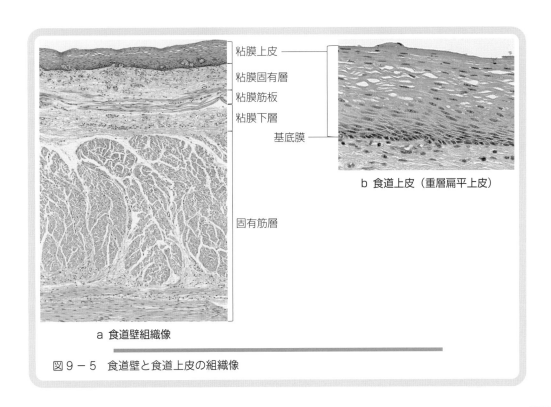

粘膜上皮
粘膜固有層
粘膜筋板
粘膜下層

基底膜

b　食道上皮（重層扁平上皮）

固有筋層

a　食道壁組織像

図9−5　食道壁と食道上皮の組織像

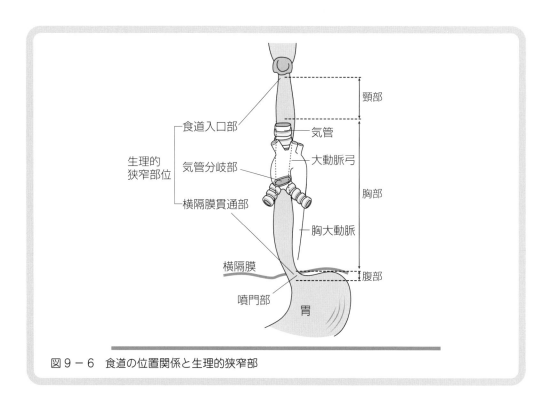

図9−6　食道の位置関係と生理的狭窄部

果たしている。

　胃の位置は腹部表面の左季肋部後方であり，その左側には脾臓が，下後方には膵臓が，そして右側には肝臓が位置している。胃の形態は鉤状（J-shape）といわれており，その重さは個体差があり，その容量は1,200〜1,400gである。

　胃は肉眼的に４つに区分され，口側から肛門側に向かって噴門部，胃底部，胃体部，幽門部とよばれる。胃底部と胃体部では同一組織形態を有することから，組織学的には３区分に分類される（図9−7）。

　胃の組織学的構造を図9−8に示す。胃の粘膜表面は，一層の表層粘液上皮が粘膜固有層にさまざまな深さで陥入した状態で胃小窩を形成している。胃小窩は，噴門部，胃体部，幽門部など，それぞれの部位で特徴的な分岐構造を有する管状腺（噴門線，胃底腺，幽門腺）が開口している。噴門部近傍の噴門腺や幽門部近傍の幽門腺ではその範囲も狭く，胃に特徴的な機能部位は胃体部に存在する胃底腺粘膜といえる。胃底腺には，酸合成分泌細胞である壁細胞や粘液分泌細胞である頸粘液細胞（副細胞），消化酵素を分泌する主細胞などを有している。胃壁は，粘膜上皮につづき，粘膜固有層，粘膜筋板，粘膜下層，固有筋層，漿膜下層，漿膜によって構成されている。胃の筋層は他の消化管の筋層構造（内輪走筋層，外縦走筋層）とは異なり，３層構造を呈しており，内斜走筋，中輪走筋，外縦走筋の構造となっている。胃の層構造を理解することは，胃の疾患，特に胃潰瘍，胃癌などで病変の進行度を理解するうえで非常に重要になってくる。

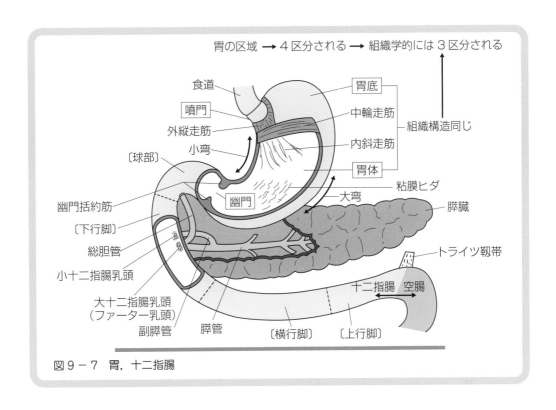

胃の区域 → 4区分される → 組織学的には3区分される

食道
噴門
外縦走筋
小弯
〔球部〕
幽門括約筋
〔下行脚〕
総胆管
小十二指腸乳頭
大十二指腸乳頭
（ファーター乳頭）
副膵管　膵管
胃底
中輪走筋
内斜走筋
胃体
粘膜ヒダ
大弯
膵臓
トライツ靭帯
組織構造同じ
幽門
十二指腸　空腸
〔横行脚〕　〔上行脚〕

図9－7　胃, 十二指腸

（5）小腸　small intestine（十二指腸　duodenum, 空腸　jejunum, 回腸　ileum）

　十二指腸は幽門からトライツ靭帯部までの領域で，胃から続く球部とよばれる膨大した部位を除き大部分が後腹膜を走行する。球部から後下方へ下りた部位（下行脚または下行部）では，膵，胆道系の導管の開口部である大十二指腸乳頭（ファーター乳頭）が合流する。下行脚から水平に横走した部位を横行脚（水平部），横行脚から後上方へと走行する部位を上行脚（上行部）といい，上行脚は小腸との移行部であるトライツ靭帯までをいう（図9－7）。

　十二指腸には膵臓から膵管を介して分泌される消化酵素に富んだアルカリ性の膵液とともに，肝臓から分泌される胆汁が総胆管を介して合流し，ファーター乳頭から十二指腸に注いでいる。これらの分泌液により，胃から運ばれてきた酸性の内容物は十二指腸において中和され，膵液中の糖質，蛋白質，脂質の消化酵素によって分解が進む。そして食物は分節運動や蠕動運動によって，小腸に移動する。

　十二指腸から続く小腸（空腸,回腸）は,腹腔内で腸間膜によって吊り下げられており，伸ばすと全長が約6～7mに達する。空腸と回腸の境界は明瞭ではないが,2/5を空腸が，残り3/5を回腸が占める（図9－9）。小腸内腔は漿膜で覆われ，空腸ではヒダ構造（輪状ヒダあるいはケルクリングヒダ）が最もよく発達し，内腔に向かって形成されている多数のヒダ構造を有しているため，表面積は非常に広い（図9－10）。また，小腸粘膜の表面には絨毛とよばれる細かい突起が存在する（図9－11）。一方，回腸にはリンパ

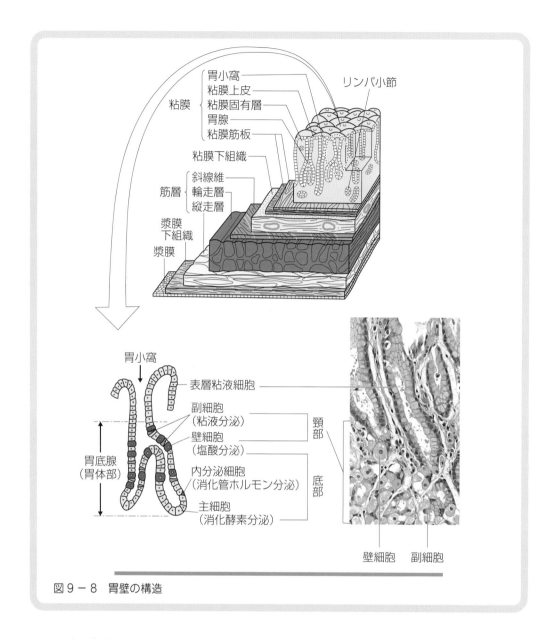

図9−8 胃壁の構造

球が集合した大きな結節（パイエル板）が存在する。食物は小腸において最終段階の消化が行われ吸収され，炭水化物はブドウ糖に，蛋白質はアミノ酸に，脂肪はモノグリセリド，脂肪酸，コレステロールに分解吸収される。小腸上皮に吸収された栄養分は上皮細胞から毛細血管（蛋白質，炭水化物）やリンパ管（脂肪）の中に移動する。血液中に移行したものは門脈を通って肝臓に集められ（図9−12），肝細胞に蓄えられるほか全身に運ばれ，細胞のさまざまな活動のために使われる。

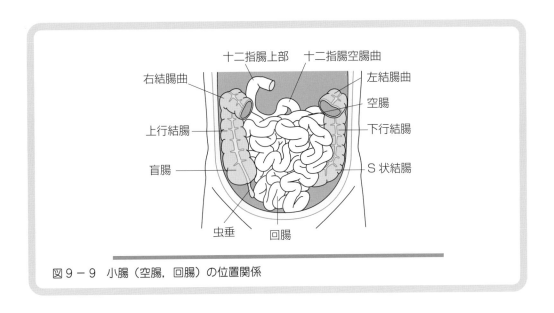

図 9 - 9　小腸（空腸，回腸）の位置関係

十二指腸上部　十二指腸空腸曲
右結腸曲
左結腸曲
空腸
上行結腸
下行結腸
盲腸
S 状結腸
虫垂　　回腸

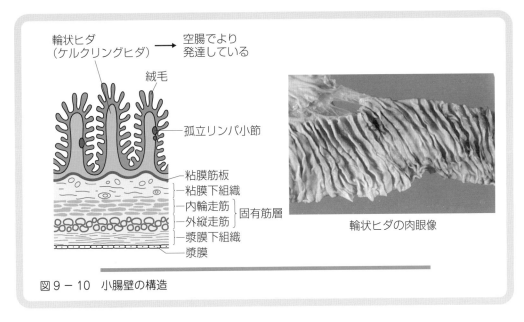

輪状ヒダ
（ケルクリングヒダ）　→　空腸でより
　　　　　　　　　　　　発達している
絨毛
孤立リンパ小節
粘膜筋板
粘膜下組織
内輪走筋
外縦走筋　　固有筋層
漿膜下組織
漿膜

輪状ヒダの肉眼像

図 9 - 10　小腸壁の構造

（6）大腸　large intestine（盲腸　cecum，結腸　colon，直腸　rectum）

　　大腸は成人では長さが約 170cm の管腔性の臓器で，腹腔内の外周側に沿って小腸を取り囲むように位置し，盲腸，上行結腸，横行結腸，下行結腸，S 状結腸，直腸に区分される（図 9 - 13）。盲腸と結腸の間には回腸末端部が開口しており，この部位を回盲部という。回盲部には回盲弁（バウヒン弁）が存在することにより，盲腸からの逆流を防いでいる。盲腸盲端部には小指大ほどの虫垂が位置する。結腸は盲腸から上方，回盲部を境に上行結腸へと続く。上行結腸と下行結腸は後腹壁に付着するが，横行結腸と

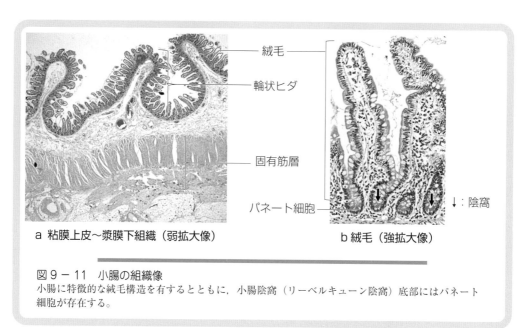

a 粘膜上皮〜漿膜下組織（弱拡大像）　　　b 絨毛（強拡大像）

図9-11　小腸の組織像
小腸に特徴的な絨毛構造を有するとともに，小腸陰窩（リーベルキューン陰窩）底部にはパネート
細胞が存在する。

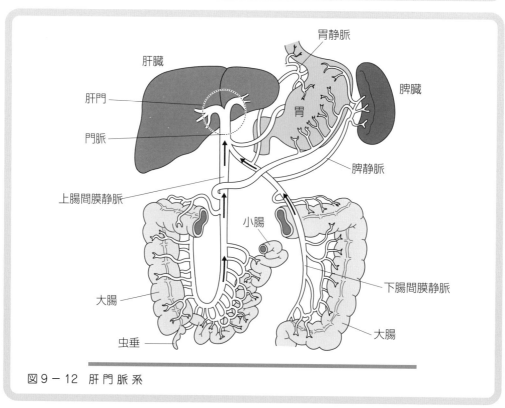

図9-12　肝門脈系

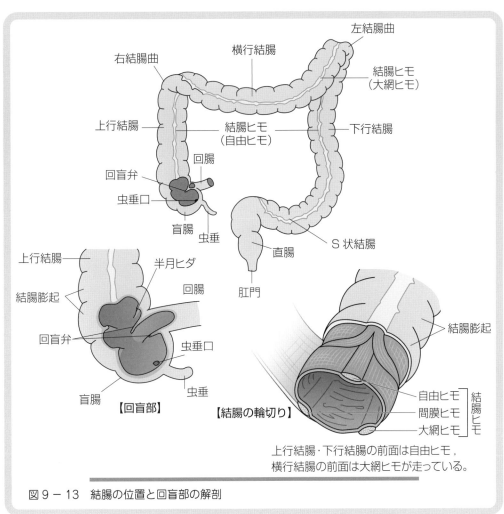

左結腸曲
横行結腸
右結腸曲
結腸ヒモ
（大網ヒモ）
上行結腸
結腸ヒモ
（自由ヒモ）
下行結腸
回腸
回盲弁
虫垂口
盲腸
虫垂
直腸
S状結腸
肛門

上行結腸
半月ヒダ
結腸膨起
回腸
回盲弁
虫垂口
盲腸
虫垂
【回盲部】

結腸膨起
自由ヒモ
間膜ヒモ
大網ヒモ
結腸ヒモ
【結腸の輪切り】

上行結腸・下行結腸の前面は自由ヒモ，
横行結腸の前面は大網ヒモが走っている。

図9-13　結腸の位置と回盲部の解剖

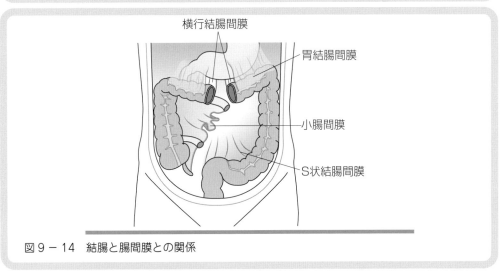

横行結腸間膜
胃結腸間膜
小腸間膜
S状結腸間膜

図9-14　結腸と腸間膜との関係

S状結腸は腸間膜を有するため可動性がある（図9－14）。結腸の肉眼的特徴の一つに，外側表面に縦走する結腸ヒモとよばれる3種類のヒモ（大網ヒモ，自由ヒモ，間膜ヒモ）の存在がある。この3本の結腸ヒモが集束することで結腸壁が隆起する。この隆起を結腸隆起（ハウストラ）といい，隆起によってできた結腸内腔のヒダを半月ヒダという（図9－13）。半月ヒダは結腸ヒモによるくびれによるため，小腸のヒダとは異なる。

　大腸の組織構造は，盲腸，結腸，直腸で差異はほとんどない。粘膜における小腸との大きな違いは，絨毛構造がなく，陰窩（管状の小さなくぼみ）が発達し，上皮には粘液

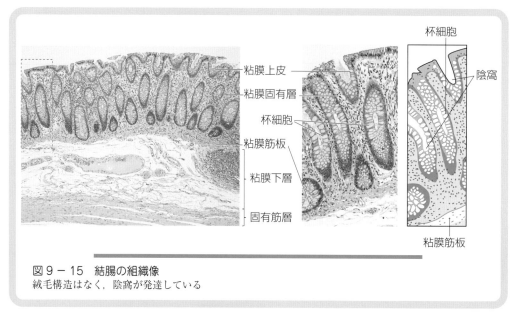

図9－15　結腸の組織像
絨毛構造はなく，陰窩が発達している

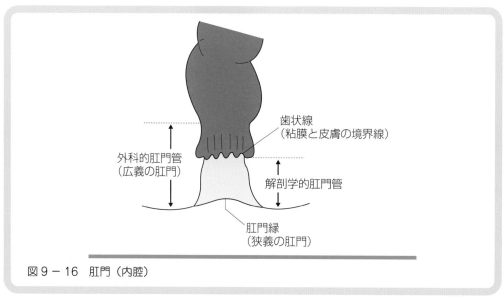

図9－16　肛門（内腔）

を産生する多数の杯細胞が存在する点である（図9－15）。また，結腸には孤立リンパ小節が散在性に存在するが，虫垂では孤立リンパ小節が多数集合した集合リンパ小節を形成している。

　栄養分の吸収を終えた腸内容物は，大腸において大腸菌によって分解され，水分が吸収され固形になる。便はS状結腸にたまっており，結腸の蠕動によって直腸に移行する。直腸の内圧が上がると肛門を閉じている括約筋がゆるみ，さらに腹圧をかけると便が排出される（図9－16）。肛門括約筋は二重になっており，内肛門括約筋（平滑筋）は直腸内圧に反応して開くが，外側の肛門括約筋には大脳のコントロールが働くため，トイレに行くまで我慢ができる。外肛門括約筋の制御ができない赤ちゃんでは，反射的に便が排出される。

2 肝臓 liver，胆嚢 gall bladder，膵臓 pancreas の構造と機能

（1）肝臓，胆嚢の構造と機能

　肝臓は腹腔内における人体最大の臓器で，右の横隔膜の下から左の横隔膜と心嚢の接合部位までを占め，重量は1,200～1,600g程度である。肝臓を前面から解剖学的に観察すると，肝鎌状間膜によって右葉と左葉に分けられ，右葉のほうが大きく厚く，左葉は小さく薄い。肝臓を肝後下面から観察すると，尾状葉と方形葉が区分される。また，肝後下面にはおよそ30～50mLの容量を有する梨型囊状の胆嚢が存在する。胆嚢は，解剖学的に，底部，体部，頸部に分類される（図9－17）。

　肝臓は，肝小葉とよばれる六角形の構造的・機能的単位の集合体によって構成されており，肝小葉の中心には中心静脈が位置する。中心静脈から放射状に1～2層の肝細胞が並んで配列しており，この索状に並んだ肝細胞のことを肝細胞索とよぶ（肝細胞索を取り囲むように類洞が存在する）。類洞は肝臓に特有な非管状の毛細血管である。また，肝小葉の六角形の角にあたる部分には小葉間結合組織である門脈域（グリソン鞘）が位置する。門脈域には門脈枝（小葉間静脈），動脈枝（小葉間動脈），胆管（小葉間胆管）が並走していて，門脈枝，動脈枝は類洞に注ぐ。小腸で吸収され門脈を介して肝臓に運ばれた栄養分や薬物は類洞を通って肝細胞に吸収され，人体に有用な形へと変化することでさまざまな代謝機能を促進する。さらに肝細胞索と類洞壁の間にはディッセ腔とよばれる一種のリンパ腔が存在する。門脈枝および動脈枝から類洞へと達した血液は，ディッセ腔を介して肝細胞との物質交換を行いながら中心静脈へと向かう（図9－18）。

　肝臓では，糖分や脂肪を貯め，腸から吸収された毒素を解毒し，胆汁がつくられる。胆汁に消化酵素は含まれていないが，脂肪の消化を助ける作用がある。胆汁は肝臓の肝細胞によって産生され，毛細胆管から小葉間胆管，肝管へと流れ，一部胆嚢に蓄えられ，

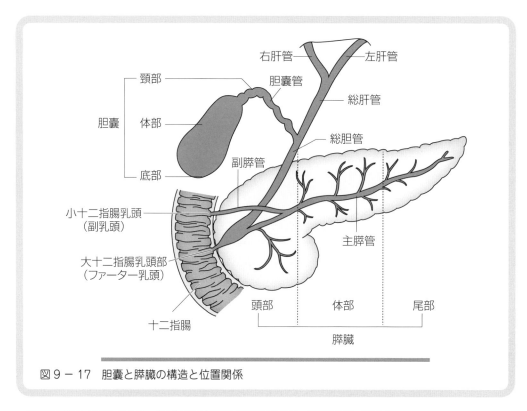

図 9 - 17　胆嚢と膵臓の構造と位置関係

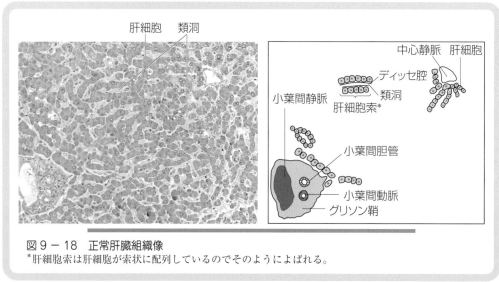

図 9 - 18　正常肝臓組織像
*肝細胞索は肝細胞が索状に配列しているのでそのようによばれる。

　胆嚢で水分が吸収されて濃縮される。十二指腸に脂肪が入ってくると，胆嚢が収縮し，
総胆管が開いて十二指腸内に分泌される。このように肝細胞の間隙に存在する毛細胆管
から始まり，十二指腸乳頭へ至るまでの経路を胆道系という。胆汁は薄茶色で苦みのあ
る液で，便の色はこの胆汁色素によるものである。胆汁が十二指腸に排出されないと白

色便になる。また血中に胆汁が増加すると皮膚には黄疸が生じる。

（2）膵臓の構造と機能

　　膵臓は胃の裏側に位置する長さ約 15cm 程の細長く，淡いピンク色の臓器である。膵臓は後腹膜臓器であり，頭部，体部，尾部の３つの部位に大別される。膵臓には主膵管と副膵管の２本の導管が存在するが，主膵管は膵尾部から体部，頭部へと走行し，大十二指腸乳頭部（ファーター乳頭）にて総胆管とともに十二指腸へと注ぐ。一方，副膵管は膵頭部付近で主膵管から分岐し，小十二指腸乳頭部（副乳頭）で十二指腸に開口する（図 9 − 17）。

　　膵臓の組織像は，消化酵素を分泌する外分泌腺と，糖代謝に関するホルモンを分泌する内分泌腺からなる混合腺である。膵外分泌部は樹枝状に分岐した導管の末端が丸く膨らみ，ブドウの房のような形態を呈した腺房からなる（図 9 − 19, 20）。腺房には腺房細胞とよばれる上皮細胞が配列している。消化酵素は腺房細胞でつくられた後貯蔵され，最終的に膵管を通って十二指腸に放出される（図 9 − 20）。膵臓からは，糖質，蛋白質，脂質などすべての消化酵素が分泌される（表 9 − 1）。膵炎になると，これらの消化酵素が膵臓の細胞間に漏れ出て，自身の組織が溶解することにより激しい痛みを生じる。

　　膵内分泌部は，膵組織内に散在する膵島（ランゲルハンス島）とよばれる内分泌細胞塊からなる（図 9 − 19, 20, Chapter 7 p.67 参照）。膵島に存在する内分泌細胞は，分泌するホルモンによって A（α）細胞，B（β）細胞，D（δ）細胞の３種類に分類される。A（α）細胞はグルカゴンを，B（β）細胞はインスリンを，D（δ）細胞はソマトスタチンを分泌している。その他，ポリペプチドを産生する PP 細胞なども存在する。ランゲルハンス島に存在する各種内分泌細胞から分泌されたホルモンは，近傍にある毛細血管内に入り全身へと輸送される。

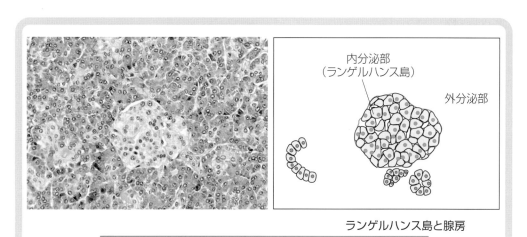

ランゲルハンス島と腺房

図 9 − 19　正常膵臓組織像

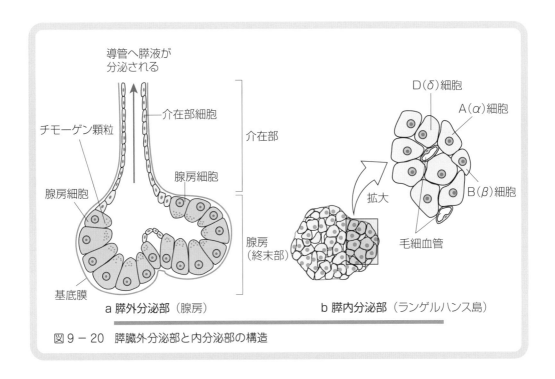

導管へ膵液が
分泌される

チモーゲン顆粒

介在部細胞

介在部

腺房細胞

腺房細胞

腺房
（終末部）

基底膜

a 膵外分泌部（腺房）

D（δ）細胞

A（α）細胞

B（β）細胞

拡大

毛細血管

b 膵内分泌部（ランゲルハンス島）

図9-20　膵臓外分泌部と内分泌部の構造

表9-1　膵液に含まれる消化酵素

作　用	酵素名	備　考
糖質の消化酵素	アミラーゼ	
脂質の消化酵素	ステアプシン（リパーゼ）	胆汁によって脂肪を乳化する。
蛋白質の消化酵素	トリプシン，キモトリプシン	

消化管疾患の病態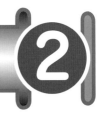

1 口腔内の疾患

（1）扁桃腺炎　tonsillitis

　　　扁桃腺は口の奥の左右にあり，豊富なリンパ装置をもち，細菌の侵入を防いでいる。しかし，細菌が付着すると，表面にあるくぼみに膿がたまり，組織全体が赤く腫れ上がって，痛みを伴う扁桃腺炎を起こす。

（2） 唾液腺炎　sialoadenitis と唾液腺腫瘍　salivary gland tumor

1） 耳下腺炎　mumps

流行性耳下腺炎はムンプスウイルスが原因となるウイルス感染で，おたふく風邪ともよばれ，主に小児期に起こり，片側あるいは両側の耳下部の腫脹を特徴とする。

2） 唾液腺腫瘍

さまざまな形態を示す良性・悪性腫瘍が発生するが，唾液腺に特徴的な腫瘍として，唾液腺上皮細胞と非上皮細胞の腫瘍性増殖よりなる混合性腫瘍（多形腺腫）がある。混合性腫瘍の多くは良性であるが，ときに悪性化するため注意が必要である。

（3） 口内炎　aphtha, stomatitis

口内炎とは，口の中の粘膜にできる炎症の総称である。ウイルスや細菌の繁殖，生活リズムの乱れやストレスなど，さまざまな原因が挙げられるが，症状としては口腔内粘膜が赤く腫れたり水疱ができるなど，痛みを伴うことも多く，日常生活に支障をきたす。

（4） 舌癌　cancer of tongue

舌癌の多くは皮膚や食道に発生する癌と同じ形態を示す扁平上皮癌である。しばしば顎下リンパ節に転移を起こす。

癌の異型度（atypia）

腫瘍細胞や腫瘍組織の形態が，腫瘍化した細胞や母組織とどの程度隔たりがあるかを表現する方法として，異型度がある。腫瘍細胞や腫瘍組織の形が正常の細胞，組織と類似しているものを軽度異型あるいは高分化とよび，隔たりの大きいものを高度異型あるいは低分化と表現する。一般に高度異型の腫瘍ほど悪性度が高い。

2　食道の疾患

（1） 食道炎　esophagitis

急性逆流性食道炎は，繰り返す嘔吐の結果，胃酸によって起こる食道炎であり，食道粘膜にびらんや潰瘍を形成する。食道粘膜に対し持続的な刺激が加わると，やがて食道粘膜は胃酸刺激に強い腸管上皮に類似した円柱上皮に置き換わる（食道壁を覆う重層扁平上皮は機械的な刺激には強いが，胃酸のような化学的刺激には弱い）。このように元の細胞が別の細胞に置き換わることを「化生」といい，円柱上皮化生を起こした食道をバレット食道という。逆流性食道炎の患者の上皮から内視鏡検査により組織片を採取し病理組織検査を行うと，円柱上皮化生が多く確認される。円柱上皮化生を起こしている組織では，その後も同様の刺激が続くと組織内でDNAの修復が繰り返し行われること

により異型細胞が出現する頻度が増え（異形成），最終的には食道癌へと移行する。

（2）食道静脈瘤　esophageal varix

　　肝硬変などで門脈圧亢進症があるとき，多量の血液が胃静脈を経由して食道静脈を通り，奇静脈，上大静脈を経て右心房に流入するようになる。その結果，食道の粘膜下に形成されるのが食道静脈瘤である。破裂して大出血を起こし，死に至ることがある。

（3）食道癌　esophageal carcinoma（図9－21）

　　食道粘膜から発生する癌であり，ほとんどが扁平上皮癌であるが，異所性胃粘膜および食道腺に由来する腺癌も発生することがある。食道の内腔が狭窄し，食物の通過障害を起こすとともに，気管と食道との間に気管・食道瘻を形成し，食物が気管に入ることにより誤嚥性肺炎を起こしやすくなる。進行すると，腫瘍が食道に接する気管に連続性に浸潤し，リンパ節転移を起こすとともに，全身転移を起こし，死の転帰をとることもある。治療には外科的な切除や放射線照射，抗癌剤などの治療が行われる。

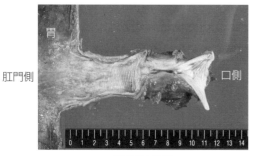

食道癌肉眼像

図9－21　食道癌の肉眼像と病理組織像
癌が広がり，食道を狭窄している。

（4）その他の食道の疾患

　　食道憩室，白斑症などがある。

3　胃の疾患

（1）胃炎　gastritis
1）急性胃炎　acute gastritis

　　原因の多くは，口から飲み込まれた強い酸やアルカリの刺激，アルコール分の強い大

量の飲酒などが挙げられる。生のイカやサバ、イワシなどに寄生しているアニサキスの粘膜内への侵入でも強い痛みを伴う胃炎を起こすことがある。この他にも薬の内服によるものや、魚や貝類に対するアレルギー反応としても起こることがある。

胃内視鏡で見ると胃粘膜は充血し赤く腫れ、びらんや小さな出血が多発している。顕微鏡による組織学的観察でも粘膜表面を覆う細胞が剝離して、その下にある毛細血管に充血がみられる。病変の好発部位は特に胃角部から胃前底部である。

2）慢性胃炎　chronic gastritis

胃壁には、表面を覆う胃小窩およびその下には固有腺である胃底腺、幽門腺があり、慢性胃炎ではこれらの腺組織の増減が起こる。多くは固有腺の萎縮する萎縮性胃炎で、この他に、肥大型、または過形成性慢性胃炎や組織学的に見て初めてわかる腸上皮化生慢性胃炎もある。慢性胃炎にはヘリコバクター・ピロリ（*Helicobacter pylori*）という細菌の感染が関与していることが多い。

（2）胃潰瘍　gastric ulcer

1）原　　因

胃の粘膜の表面には常に多量の粘液が分泌されていることにより、強酸性の消化液である胃液による胃壁自体の消化、破壊を防いでいる。胃潰瘍は、ストレスや薬剤などにより、粘液と消化液とのバランスが破綻したときに生じると考えられているが、いまだに不明なことが多く、循環障害説、神経説、胃炎説、消化説など諸説がある。

2）胃潰瘍の型

胃潰瘍は局所性の胃粘膜の組織欠損で、その深度により分類されている。胃びらんは最も軽い組織欠損で、粘膜固有層のみの欠損である Ul-Ⅰ（Ulcer-1）、粘膜筋板を破り粘膜下組織に達したものを Ul-Ⅱ、固有筋層に達したものを Ul-Ⅲ、固有筋層を破り漿膜下組織に達したものを Ul-Ⅳ としている（図 9 - 22）。

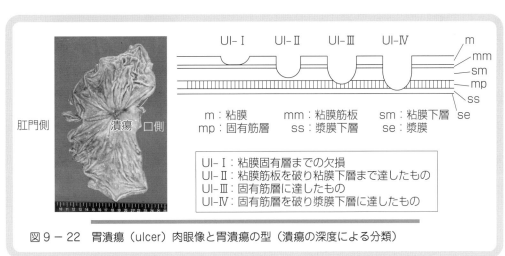

図 9 - 22　胃潰瘍（ulcer）肉眼像と胃潰瘍の型（潰瘍の深度による分類）

3）胃潰瘍の続発病変と治癒

胃びらん（Ul-I）は完全に元の状態に治癒する。これは，胃の粘膜の細胞が短時間で新しく入れ替わることによる。それより深く及んだUl-Ⅱ，Ul-Ⅲの潰瘍では，壁の平滑筋の欠損した部分に線維芽組織の産生する膠原線維が増加して瘢痕をつくり，胃の壁が収縮してくぼみをつくる（図9－22）。このため，幽門に狭窄が起こることもある。

潰瘍底の小動脈が破裂（破綻）して大出血を起こし，血液が胃液で酸化されて黒色の吐血や黒色便をみることがある。

潰瘍が深く壁が破れ，穿孔性腹膜炎を起こすと腹腔内にガスがみられる。

（3）胃ポリープ　gastric polyp

胃粘膜の小さな隆起で，過形成性ポリープと，腫瘍性増殖のために生じる腺腫性ポリープに分けられる。腺腫性ポリープは悪性化することがある。

> **癌の広がり方（血行性転移，リンパ行性転移，播種性転移）**
>
> 癌の広がり方には，癌細胞が発生した場所から連続的に周囲の組織内に広がっていく浸潤のほか，癌細胞がリンパ管内を流れてリンパ節に入り増殖するリンパ行性転移，血管内，主に細静脈に入って血流に沿って遠隔臓器に広がっていく血行性転移がある。ほかに，胸腔や腹腔内にまるで種をまいたように広がる播種性転移もある。

（4）胃癌　gastric cancer, gastric carcinoma

胃粘膜の上皮細胞を母細胞として発生する癌で，日本人に多い癌である。

1）早期胃癌　early gastric cancer

内視鏡検査の進歩によって，多くの胃癌が早期に発見され，内視鏡的に切除できるようになった。早期癌の定義は，癌組織が粘膜内または粘膜下層にとどまっているものをいう。早期胃癌は，粘膜面からの所見によって図9－23のように3つの基本型に分類されている。Ⅰ型は隆起型，Ⅱ型は表面型，Ⅲ型は陥凹型と，3つに分けられ，Ⅱ型はさらに周囲の粘膜より軽度に隆起したⅡa型，粘膜と同じ高さのⅡb型，粘膜より軽度に陥凹したⅡc型に分けられるが，実際はさまざまな型の組み合わせがみられる。

2）進行性胃癌　advanced gastric cancer

癌組織が粘膜下層を越えて固有筋層に達しているもので，肉眼的には図9－23に示すようなボールマン（Borrmann）分類が用いられ，1～4型に分けられている。

1型は周囲との境界が鮮明な限局隆起型をいう。周囲に堤防状の隆起を有し，中心に潰瘍を形成した限局型を2型，3型は2型に比べ周囲への浸潤があり，境界が不明瞭な型をいう。深い潰瘍をつくらず，広範囲に広がる型を4型といい，印環細胞癌など分化

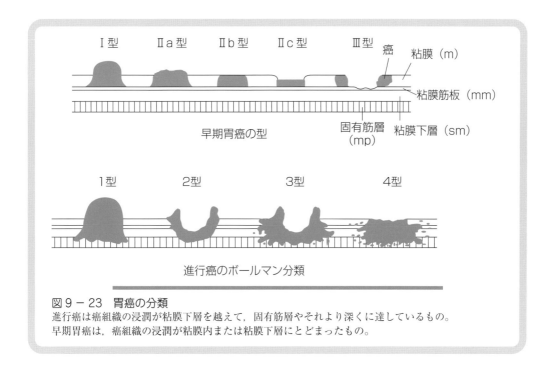

図9-23　胃癌の分類
進行癌は癌組織の浸潤が粘膜下層を越えて，固有筋層やそれより深くに達しているもの。
早期胃癌は，癌組織の浸潤が粘膜内または粘膜下層にとどまったもの。

度の低い高悪性度な腺癌であることが多い。

3）胃癌の発生部位

発生部位は小弯側で胃角部を中心に多くみられるが，大弯側や噴門部，食道・噴門境界部にも発生する。

4　腸の疾患

（1）腸閉塞　ileus, intestinal obstruction

腸の閉塞はいくつかの原因があるが，癌などによる閉塞のほかに，腸捻転や腸重積，ヘルニアの嵌頓（かんとん）などがある。

（2）虫垂炎　appendicitis

虫垂炎は経過と組織像とによって以下のように分けられる。

1）急性虫垂炎

右下腹部に痛みが起こり，圧痛があるか圧をとるときに痛みを訴えることが多い。カタル性，化膿性，出血・壊死を伴う壊疽性などがある。急性に進行して虫垂壁が破れると穿孔性虫垂炎となり，化膿性腹膜炎を引き起こすことがある。

2）慢性虫垂炎

抗生剤の投与などで発症を抑えた急性虫垂炎が慢性化したものと，軽度の炎症を繰り

返して慢性化したものとがある。虫垂は細く硬くなり，内腔は閉塞して壁は線維化している。

3）その他の虫垂疾患
　　虫垂癌，憩室炎があり，上行結腸の憩室炎は虫垂炎との鑑別が困難なことがある。

（3）腸の炎症性難病
1）クローン病　Crohn's disease
　　クローン病は炎症性腸疾患の一つで，主に若年者に好発する。小腸末端，結腸での発生が多くみられるが，全腸管のさまざまな部位に発生する原因不明の難治性疾患である。クローン病の特徴は，腸壁全層性の肥厚と類上皮細胞肉芽腫の形成である。潰瘍を多発する活動期には出血や瘻孔形成がみられ，治癒に向かうと病巣は線維化して腸管の狭窄を生じる。

2）潰瘍性大腸炎　ulcerative colitis：UC
　　潰瘍性大腸炎は，主として粘膜を侵し，びらんや潰瘍を形成する原因不明の炎症性腸疾患の一つである。代表的な症状として，腹痛，下痢，血便，貧血，発熱などがある。潰瘍性大腸炎の病理組織学的特徴は，びらんや潰瘍からの出血とともに，粘膜ヒダの陰窩の中に生じる微小膿瘍の形成である。また再生が始まっている粘膜ヒダには不規則な隆起や橋を架けたような変化が生じ，リンパ濾胞の形成もみられる。しかし病変はおおむね粘膜～粘膜下層に限局している。

（4）十二指腸と小腸の腫瘍
　　小腸の腫瘍は少なく，発生しても平滑筋腫，脂肪腫，悪性リンパ腫などの非上皮性腫瘍が多い。十二指腸の十二指腸乳頭部には腺癌が発生する。

（5）大腸ポリープ
1）過形成性ポリープ　hyperplastic polyp
　　形成されたポリープの大きさは5cm大までで，内視鏡で見ると透明感があり，粘膜上皮の局所性の増生であるため癌化は起こらない。

2）腺腫性ポリープ　adenomatous polyp
　　年齢が進むに従って増加する腫瘍性の上皮細胞の増殖で，管状の腺管の増生が多くみられる。2.5mm程度のものから2cm大のものまであり，大きなものでは，その一部が癌化していることがある。茎部のある場合は内視鏡手術で容易に切除できる。日本人の食生活の欧米化に伴い増加している。

3）家族性ポリポーシス　familial polyposis
　　遺伝性にポリープが多発する病態であり，現在では遺伝子診断で診断可能である。比較的若い年齢での発生がみられ，大腸全体に発生し，癌化することが多い多発性腺腫性

ポリープである。

（6）大腸癌　colon cancer（図 9 - 24）

　　大腸癌のうち直腸癌が全体の 50％を占め，次いで S 状結腸癌，上行結腸癌の順に多い。
初期症状は，血便，下血，便秘などである。腺上皮から発生するため多くは腺癌である。
リンパ行性転移を起こすほか，肝臓や肺への血行性転移を起こす。

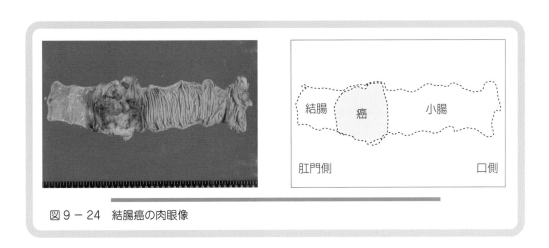

図 9 - 24　結腸癌の肉眼像

（7）その他の大腸悪性腫瘍

　　カルチノイド腫瘍（carcinoid tumor）は消化管上皮細胞のうち，神経内分泌細胞か
ら発生する悪性腫瘍であるが，発育は穏やかである。

（8）その他の大腸の疾患

1）大腸憩室　colonic diverticulosis

　　S 状結腸に多発するが，上行結腸にもみられる。内腔に糞石が入って炎症を起こした
り，穿孔して化膿性腹膜炎を起こすこともある。

2）痔核　hemorrhoid, pile

　　直腸下部粘膜下の静脈にうっ血が起こり，静脈の小さな瘤ができて隆起したものが内
痔核であり，肛門の皮膚の領域にできたものを外痔核という。また内痔核がポリープ状
になり，肛門外に出てきて元に戻らなくなった状態を痔核嵌頓といい，痛みが強く手術
が必要である。原因は長時間の立ち仕事や妊娠（分娩）などによって骨盤内腔に連続し
てうっ血が起こるためと考えられる。

3）痔瘻　anal fistula

　　直腸粘膜と肛門の扁平上皮の境界部には肛門腺が多く，この部分に感染が起こると瘻
孔を形成する。瘻孔は粘膜内に内口を開くのみで盲端のものや，粘膜内にさらに開口す

るものなどがある。複雑に分岐して肛門周囲の皮膚に外口を形成することも多く，これ
を外痔瘻という。肛門周囲の脂肪組織内に膿瘍を形成し，脂肪織炎を合併して化膿性膿
瘤をつくる。痛みも強く，切開排膿が必要となり多量の膿が出る。クローン病の合併症
の一つでもある。

5 肝臓の疾患

（1）肝炎（急性，慢性） hepatitis

　　肝炎の多くはウイルス感染で起こり，古くからA，B，C型（HAV，HBV，HCV）
が知られ，近年はD型，E型，さらにG型があることも判明した。この他に，薬剤性，
アルコール性の肝炎があり，また原発性胆汁性胆管炎や自己免疫性肝炎のように，いま
だ原因が判明しないものもある。肝炎は急性と慢性に分けることができる。

1）急性肝炎　acute hepatitis

　　急性肝炎は肝炎ウイルスが肝細胞の中に入って増殖を始めると，それを阻止するため
の免疫反応が起こり，T型リンパ球が肝炎ウイルスに感染している肝細胞を破壊する。
すると，肝臓の解毒作用や糖分代謝，脂肪の蓄積，蛋白質代謝機能などが低下し，黄疸
や発熱，だるさが生じる。

　　急激に肝細胞が破壊されると肝臓の構造が壊れ，出血や肝臓の腫れが起こり急死する
場合がある。多くはB型肝炎ウイルスにより発症し，C型肝炎ウイルスによるものは
少ない。肝細胞が大量に破壊されることによって，肝細胞の中にあるトランスアミラー
ゼ（AST（GOT），ALT（GPT））が血中に放出されて血清中で急増し，乳酸脱水素酵
素（LDH）も増加する。

　　ウイルスの多量感染が原因になることが多く，輸血やウイルスを有する患者に接する
医師，看護師など医療関係者に発生することが多いので十分な注意が必要である。

　　急性肝炎に罹患した肝臓組織を顕微鏡で見ると，肝細胞の間に多くの白血球（リンパ
球，好中球）があり，肝細胞の並びが乱れ，核を失って膨化した肝細胞がみられる。し
かし一般には肝細胞は再生能力が旺盛で，元のように再生してしまうことも多い。

2）慢性肝炎　chronic hepatitis

　　急性肝炎が慢性化する場合もあるが，急性肝炎のような激烈な症状をとらず自覚症状
もあまりないことが多く，肝機能検査で初めて異常が発見される場合が多い。

　　多くはB型あるいはC型肝炎ウイルス感染によるもので，A型肝炎ウイルス感染は
ほとんど慢性化しない。B型肝炎は慢性化せず治癒し，抗体のみが残る場合もある。し
かしC型肝炎の多くは慢性化してウイルスが血中に残り，C型肝炎ウイルス保持者と
なり感染源となる。

　　肝臓組織を顕微鏡で見ると，肝臓内の門脈域周囲にリンパ球が浸潤して周囲の肝細胞
が削り取られたようになり膠原線維が増加している。別の門脈域や中心静脈域と連結し，

肝線維症とよばれる状態になる。

（2）肝硬変　liver cirrhosis

　　慢性肝炎が遷延すると肝組織構築の改変が進み，肝小葉間に形成された線維性隔壁に
囲まれた範囲内で肝細胞の再生が進む。これが偽小葉の形成である。この偽小葉には元
の小葉が多数含まれているものから2〜3個含むものまであって，大小不同がある。こ
の状態を肝硬変という。肝組織構築の改変は肝臓内の血液循環抵抗の上昇を引き起こし，
さまざまな合併症が発生する。

1）門脈圧亢進症　portal hypertension（図9-25）

　　肝硬変になると血液は門脈から肝内に流れにくくなり，門脈圧が上昇する。その結果，
血液は肝臓を通って右心房に戻りにくくなり，門脈に集まる静脈圧も上がり，腸管や脾
臓にうっ血が起こり，脾臓は大きくなる（脾腫）。そして門脈も通らず右心房に血液が
戻るための迂回路（バイパス，傍側循環路）が形成される。

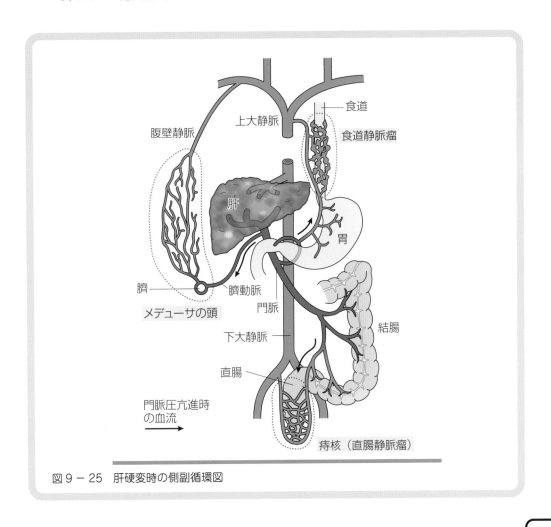

図9-25　肝硬変時の側副循環図

肝硬変のときに生じる傍側循環路は大きく分けると次の3種になる。

①食道静脈瘤　esophageal varix　　門脈に連続している胃静脈と脾臓から出ている短胃静脈の血液が，食道粘膜下の食道静脈を経て奇静脈を通り，上大静脈から右心房へ流れこむ。このとき食道静脈は拡張し，静脈瘤ができる。この静脈瘤はしばしば破裂し，肝硬変患者の直接死因となることがある。

②痔核形成　hemorrhoid　　門脈に流れる腸管の静脈血は直腸周囲の静脈へと流れ，内腸骨静脈を経て下大静脈から右心房へと戻る。このとき，直腸周囲の静脈のうっ血からその部分の静脈の拡張が生じ，痔核が形成される。

③メデューサの頭　caput medusae　　門脈圧亢進により臍傍静脈や，胎児期に存在し出生後に閉塞して肝円索となった臍静脈が再び開き，門脈血が臍周囲の皮下の静脈に流れて，皮下にうねった静脈が多くみられるようになる。

2）低蛋白血症　hypoproteinemia

蛋白質のなかでもアルブミンの形成が低下し，血漿の浸透圧低下が起こるため，体腔や間質内に低蛋白の滲出液が出て，腹水や胸水がたまり，全身には浮腫が起こる。

3）解毒作用の低下

アンモニアの分解ができなくなり，肝性脳症となる。思考力の低下，傾眠状態，さらに興奮状態から肝性昏睡になる。この他に女性ホルモンの分解が行われなくなり，男性では女性化乳房が起こる。

4）出 血 傾 向

肝内で合成されるフィブリノゲン，プロトロンビン，プラスミノゲンのほかに，多くの血液凝固因子や線溶物質の低下が起こり，出血しやすくなる。

（3）肝癌　liver carcinoma

肝癌には肝細胞から発生する肝細胞癌と，肝内胆管から発生する胆管細胞癌とがある。

1）肝細胞癌　hepatoma, hepato cellular carcinoma

肝細胞癌は肝硬変に合併することが多い。しかし，肝硬変もなく発生する肝細胞癌もある。病理学的には肝癌細胞の異型度によってⅠ型～Ⅳ型までに分類され，胆汁を産生するほどの分化を有するものから，胎児の肝細胞で産生されるα-フェトプロテイン（AFP）を多量に分泌するものまであり，血中のAFP量は腫瘍マーカーとして有用で，治療効果の判定にも有意と考えられている。

肝細胞癌は肝内に多発するが，ときに単発のこともあり，治療には手術的切除や，固有肝動脈の閉塞術が有効なことがある。肝細胞癌が肝内で細胆管を閉塞すると黄疸が生じる。

肝細胞癌の広がり方：多くは肝内に広がり，また肝静脈を経由して血行性に両側の肺転移を起こす。リンパ行性転移は少ないが，肝門部のリンパ節への転移をみることがある。

２）胆管細胞癌　cholangio cellular carcinoma

　　肝細胞癌に比べて頻度は非常に低く，肝癌全体の 10% に満たない。細胞の起源が異なるため，肝細胞癌のように AFP が上昇することはない。血行性転移やリンパ行性転移が多く，肝門部のリンパ節転移によって閉塞性黄疸を生じる。

（4）脂肪肝　fatty liver

　　肝臓に多量の脂肪が蓄積した状態で，大量の飲酒，脂肪分の過剰摂取で起こる。禁酒や脂肪分摂取量の減少により容易に快復する。長く続くと肝細胞の脱落も起こり，肝機能低下もみられ，肝硬変にも移行する。日本人には比較的少ない。

6 胆道系の疾患

（1）胆嚢の疾患

１）胆石症　cholecystolithiasis

　　胆石は胆嚢のみならず，胆管内にも生じるが，その頻度は胆嚢が最も多い。胆石はその生成成分によって分けられている。胆汁の中の成分のビリルビン，コレステリン，カルシウム，胆汁酸などで生成され，純粋に１成分のみのものはほとんどない。胆嚢胆石は胆嚢炎が原因となると考えられるが，胆石も慢性胆嚢炎の原因となる。

　　ビリルビンが主体のものは黒色でもろく，ときには泥状のこともある。カルシウムが多くなると硬さも増し，切り子面を形成する多数の胆石をつくり，胆嚢内に充満することもある。コレステリン石は非常に硬く，中心の核に放射状に結晶が並び，きらきらと輝き，表面は細顆粒状を呈する。

　　また，胆嚢内で壊れた胆石が総胆管へと排出され，その中に詰まると右上腹部から正中部にかけて強い腹痛を生じ，閉塞や狭窄が続くと黄疸を生じる。

２）胆嚢炎　cholecystitis

　　細菌によるものが多いとされている。潰瘍をつくったり，白血球の浸潤で壁が肥厚したり，出血を伴い強い右上腹部痛を伴う急性のものもある。粘膜にコレステリンの沈着による黄色の網目ができたり（胆嚢コレステローシス），ポリープを形成したりする。また，壁内にロキタンスキー・アショフ洞とよばれる多数の嚢胞が生じる。さらに症状が進行すると胆嚢は萎縮して小さくなる。

３）胆嚢癌　carcinoma of gallbladder

　　胆嚢癌は胆嚢上皮細胞から発生する腺癌であることが多く，初期の発見は少なく，進行癌として判明することが多い。また腹水の貯留から癌性腹膜炎として発見されることも多くある。さらに肝臓への直接浸潤もみられる。

（2）総胆管の疾患

1）総胆管炎　cholangitis

前述した胆石によるもののほかに，細菌性と考えられるものがある。胆管壁の肥厚によって胆汁が流れにくくなり，黄疸を起こす。

2）総胆管癌　carcinoma of common bile duct

総胆管は比較的細い管であり，癌がまだ小さい初期状態でも閉塞性黄疸を起こすため比較的早期に発見される。しかし，胆管壁への浸潤や周囲のリンパ管への転移が起こり，術後の再発がみられることが多い。

（3）膵臓の疾患

1）膵炎　pancreatitis

①急性膵炎　acute pancreatitis　　肥満や過食，多量の飲酒などが原因になることが多く，膵管の内圧が急激に上昇し，膵管が破れて膵液が組織を壊死に陥らせる。このとき出血を伴うことも多く，急性出血性膵炎ともよばれる。症状としては急性の腹痛が起こり，血中および尿中のアミラーゼが上昇する。ときに死亡に至ることもある。

②慢性膵炎　chronic pancreatitis　　症状を現さないことも多く，膵実質の線維化，腺組織の萎縮がみられる。

2）膵臓癌　carcinoma of pancreas

多くは，膵管上皮細胞から発生する癌で，膵頭部癌では膵内を通る総胆管を圧迫，閉塞して黄疸を生じるが，総胆管癌との区別が困難なこともある。脾臓に近い膵尾部に発生すると症状が現れるのが遅く，癌性腹膜炎の状態でみつかることが多い。

この他に，小葉細胞から生じる腺房細胞癌，ランゲルハンス島細胞から発生する悪性内分泌腫瘍もある。

3）糖尿病　diabetes mellitus

Chapter 7　糖尿病の項 p.70, 71 参照。

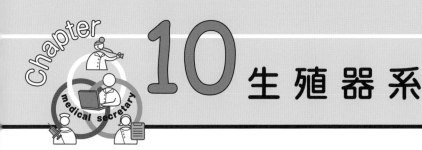

10 生殖器系

学習目標

- 女性生殖器，男性生殖器の構造と機能について述べることができる。
- 卵巣腫瘍，子宮頸癌，子宮内膜癌，子宮筋腫について述べることができる。
- 乳腺症，乳癌について述べることができる。
- 前立腺肥大症，前立腺癌，精巣腫瘍について述べることができる。

女性・男性生殖器と乳房（乳腺）の解剖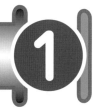

1 女性生殖器

　女性生殖器は左右両側の卵巣（ovary），卵管（fallopian）と子宮（uterus），膣（vagina）よりなる。

　卵巣は子宮の両側に骨盤の外側壁に接して存在する1対の器官で，卵巣堤索によって卵巣上端の卵管端と骨盤側壁をつなぎ，子宮とは固有卵巣索によって固定されている（図10－1）。卵巣の組織構造は，皮質・髄質・門から構成されている。皮質は線維性結合組織からなる層で，髄質は種々の発達段階の卵胞（原始卵胞，一次卵胞，二次卵胞，グラーフ卵胞など）や黄体，白体（黄体が退縮したもの）が散在している（図10－2,3）。また，髄質には卵巣を栄養する多数の血管や神経，リンパ管が卵巣門を介して流入・流出する。髄質に存在する原始卵胞は，発達前の未熟な卵母細胞であり（図10－3），加齢とともに減少する。具体的な原始卵胞の数は，胎児期には500万～700万個といわれているが，誕生と同時に100万～200万個，初月経時には30万個まで減少するといわれている。女性が一生で排卵する卵子の数は400～500個と推定されているが，月経のあるなしにかかわらず，1カ月に約1,000個の割合で減少するとなると，35歳までには生まれたときの約1～2％しか残らない計算になる。卵子は精子と違い，年齢を重ねるごとに機能が低下することにより老化し，急激に数も減少する。卵子の老化と数の減少

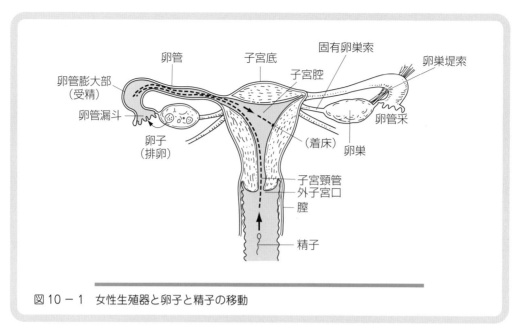

図 10 - 1　女性生殖器と卵子と精子の移動

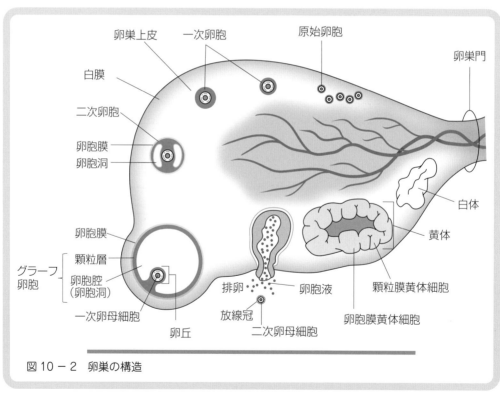

図 10 - 2　卵巣の構造

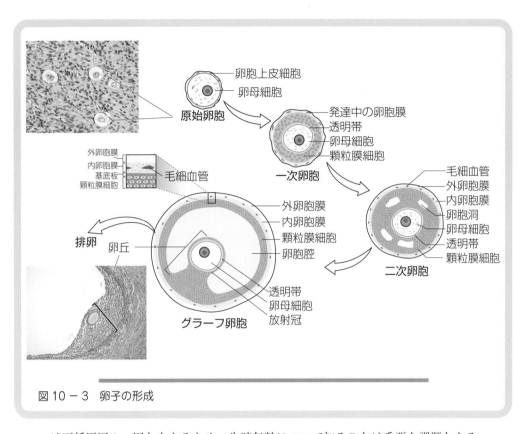

図 10 - 3 卵子の形成

は不妊原因の一因ともなるため，生殖年齢について知ることは重要な課題となる。

　卵巣の機能は卵子を育て排卵するとともに，女性ホルモン（エストロゲンとプロゲステロン）を産生する。卵巣では胎生期に卵子になる細胞を包み込んだ原始卵胞ができる。思春期以降，原始卵胞は1カ月に1個ずつ成熟して卵子をつくる。卵子が育つと卵胞が破れ，卵子は腹腔内に出る。これを排卵という。卵子は排卵と同時に卵管采にキャッチされたのち卵管に吸い込まれ，長さ約5cmの卵管を通って子宮に運ばれる（図10 - 1）。卵管膨大部で精子と出会うと受精が起こり，受精卵は分裂を始める。受精卵は卵管から子宮内に運ばれた後，子宮内膜に着床することで胎盤を形成し胎児が育つ。妊娠しなかった場合は，排卵に合わせて肥厚していた子宮内膜は脱落し，血液とともに腟から排出される。これが月経である。また，女性では加齢に伴いホルモン分泌に変化が起こり，排卵が起こらなくなって月経が停止する。これを閉経という。

　成熟女性の子宮はほぼ鶏卵大で，平滑筋の袋構造をしている。子宮は上部2/3の子宮体部と下部1/3の子宮頸部に分けられる。子宮壁の構造は内腔側から子宮内膜（子宮体部の場合）あるいは頸部粘膜（子宮頸部の場合），子宮筋層（平滑筋），子宮漿膜で構成されている。子宮体部の内面を覆っている子宮内膜の組織学的特徴は，粘膜下層を欠き，直接子宮筋層に接していることである。また，内膜には内膜腺が複雑に分岐し腺管を形成している。子宮内膜は機能層，基底層に分かれ，月経周期により変化するのは機能層

になる。子宮内膜の機能層は月経により脱落するが，月経の終了とともに増殖期（14日前後）となり，排卵後は分泌期（14日前後）とよばれる期間に入る。女性の生殖器の周期的変化や妊娠による変化は，下垂体前葉から分泌される性腺刺激ホルモンである卵胞刺激ホルモン（follicle stimulating hormone：FSH）と黄体形成ホルモン（luteinizing hormone：LH）の周期的な放出によってコントロールされているが，同時に卵胞ホルモン（エストロゲン）と黄体ホルモン（プロゲステロン）はLHとFSHの産生をフィードバック機構により制御している。増殖期では子宮内膜はエストロゲンの作用により細胞分裂を繰り返すことで増殖していく。その後，下垂体前葉からのLHの分泌により卵

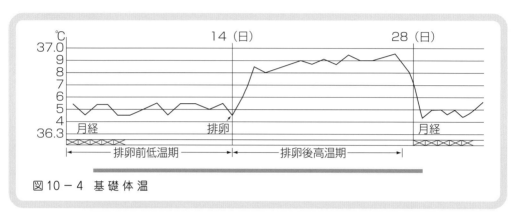

図10-4　基礎体温

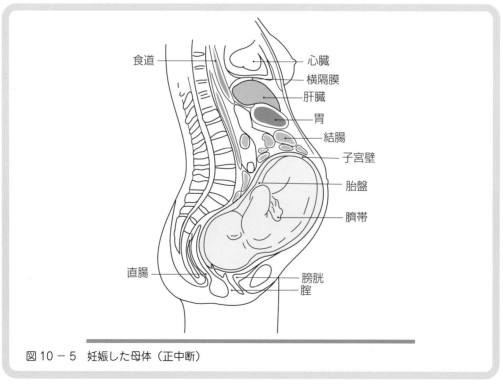

図10-5　妊娠した母体（正中断）

巣では排卵が起こり（LHサージ），排卵後の卵胞は黄体に変化する。黄体から分泌されるプロゲステロンは妊娠を継続するために重要なホルモンであり，受精卵が着床しやすくなるように基礎体温を上げ，乳腺も発達させる。妊娠が成立しなければ，黄体は14日程度で白体となり，エストロゲンとプロゲステロンが減少し，やがて月経が始まる。このように女性はエストロゲンとプロゲステロンの分泌に伴い体温変化が起こるため，卵巣機能を体温によって予測することができ，基礎体温の測定は，女性ホルモンが分泌されているかどうかの指標として用いられる（図10 − 4）。

　子宮は受精卵着床と胎児の成長の場であり（図10 − 5），胎児は子宮から膣を通って娩出される。膣は産道であり，性行為においては男性の陰茎を受け入れる交接器である。

2 乳房 mamma （乳腺）

　乳腺は乳汁をつくる小葉と乳汁の流出路である乳管からなる（図10 − 6）。乳管は乳房辺縁部に向かって分岐を繰り返し，終末乳管と腺房を構成する小葉となるが，この一連の系を腺葉という。個々の乳房では平均して15 〜 20個の独立した腺葉が存在する。また，乳腺周囲には脂肪組織および線維性結合組織が存在する。乳管の増殖はエストロゲンに，そして小葉はプロゲステロンによりコントロールされている。女性では思春期になると，エストロゲンの増加により，これまで未発達であった乳腺が脂肪と結合組織の腫大とともに発達してくる。また，妊娠していなくても月経直前ではエストロゲンとプロゲステロン両者の分泌量が高くなるため，乳房が張ってくる。男性ではエストロゲンの増加がなければ，乳腺が分岐した管状の細胞索のままとどまることになる。

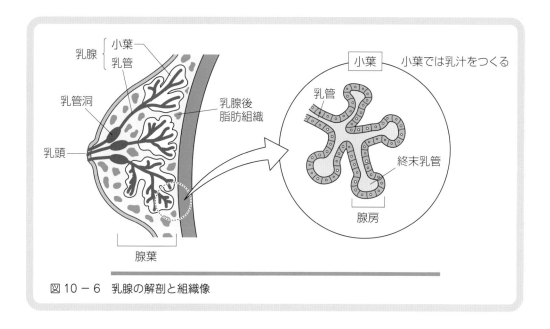

図10 − 6 乳腺の解剖と組織像

3 男性生殖器

　男性生殖器は精巣，精路（精巣上体，精管，射精管），付属腺（精囊，前立腺，尿道球腺），陰茎，陰囊から成る（図10 - 7，8）。

　精巣は成人で約20gの楕円球状の臓器であり，精索に連続し，精巣鞘膜に包まれ陰囊内に位置している。精巣では精子がつくられ，男性ホルモンを分泌する。精巣周囲は白膜とよばれる強靭な結合組織の被膜で覆われており，この結合組織が実質内に入り込むことにより精巣中隔となって小葉構造を形成し，精巣の後縁では精巣縦隔となる（図10 - 8）。実質の小葉内には多数の曲精細管が充満しており，曲精細管では精子が絶え間なく産生されている。曲精細管には，胚細胞（精子形成細胞）とセルトリ細胞（精上皮基底膜に存在し，精細胞に栄養を与え精子形成維持に関与する）が存在している（図10 - 9）。また，間質にはライディッヒ細胞が存在し，男性ホルモンであるテストステロンを産生している。思春期以降は胚細胞である精粗細胞から一次精母細胞，二次精母細胞，精子細胞を経て，精子が形成される。精子は頭部に遺伝情報をもち，運動性のある尾をもった生殖細胞である。精子は精巣上体の遠位部に貯蔵され，精管を通って腹腔内に入り，射精管から尿道を通って体外に排出される。精子が排出される際，膀胱底部にある精囊からは精子の運動をよくする精囊分泌液が分泌され，前立腺からの分泌物も加わり精液となる。精液1mL中に精子は約7千万個含まれている。性交時には女性の

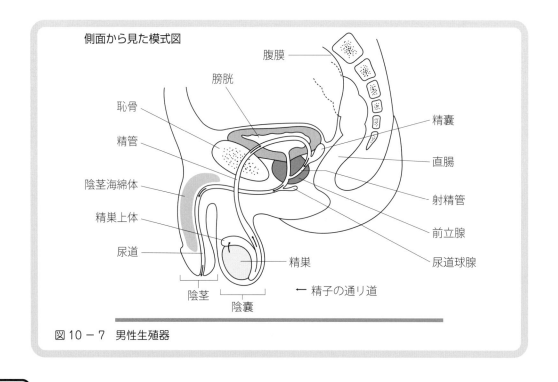

図10 - 7　男性生殖器

　1　女性・男性生殖器と乳房（乳腺）の解剖

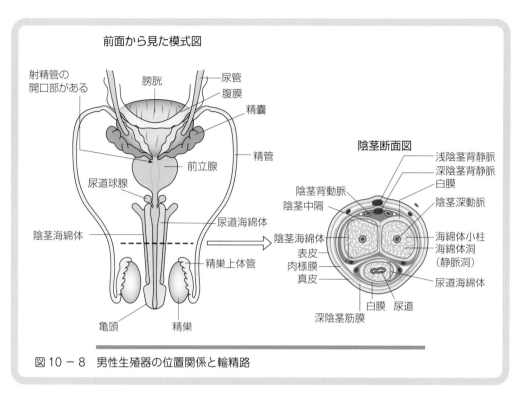

前面から見た模式図

射精管の開口部がある
膀胱
尿管
腹膜
精嚢
精管
前立腺
尿道球腺
陰茎海綿体
尿道海綿体
精巣上体管
亀頭
精巣

陰茎断面図

浅陰茎背静脈
深陰茎背静脈
白膜
陰茎背動脈
陰茎中隔
陰茎深動脈
陰茎海綿体
表皮
肉様膜
真皮
海綿体小柱
海綿体洞（静脈洞）
尿道海綿体
深陰茎筋膜
白膜
尿道

図 10 − 8　男性生殖器の位置関係と輸精路

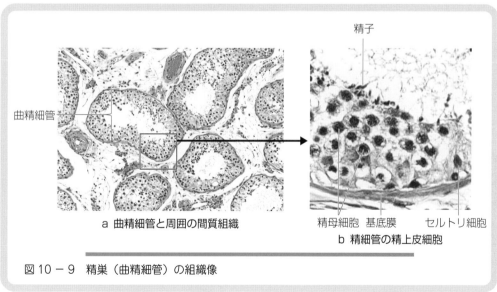

精子

曲精細管

a 曲精細管と周囲の間質組織

精母細胞　基底膜　セルトリ細胞

b 精細管の精上皮細胞

図 10 − 9　精巣（曲精細管）の組織像

　膣内に出された精子は，子宮内腔を経て卵管膨大部へと移動する。1回の射精で放出される精液の中には，2〜3億個の精子が含まれているが，卵子と受精できる精子はたった1個である。また男性では女性の閉経に相当するものはなく，生涯精子をつくることができる。さらに，男性ホルモンは女性ホルモンと異なり1種類で，その分泌に周期性

はない。

　前立腺は膀胱の下面，膀胱基部と尿生殖隔膜の間に位置し，尿道の起始部を取り囲む，健常成人ではクルミ大の器官である（図10－8）。前立腺の実質は，内腺（中心領域，移行領域）と外腺（辺縁領域）に分けられる。前立腺は多数の導管からなる複合管状腺を有し，その周囲を間質の弾性硬な平滑筋組織が取り囲み小葉を形成している。前立腺の上皮を構成する細胞には基底細胞，分泌細胞，内分泌細胞の3種類がある。前立腺からは精液の成分である前立腺液が産生され，精子の安定化維持に寄与する。

　陰茎は交接器官と尿路器官としての機能を兼ね備えている。陰茎は尿道とこれを取り囲む3つの海綿体（2本の陰茎海綿体と1本の尿道海綿体）よりなる（図10－8）。陰茎海綿体は静脈洞が密集したスポンジ状の海綿体洞であり，陰茎上側左右対称に2対存在し，その周囲を厚い結合組織性の白膜が覆っている。陰茎海綿体に血液が流入し，そのまま留まることで勃起する。尿道海綿体は陰茎下側に尿道を包み込むように存在し，先端部で大きく広がることで亀頭を形成する。尿道基始部の尿生殖隔膜内には尿道球腺（カウパー腺）が存在し，弱アルカリ性の粘液を産生することにより交接を補助している。

生殖器疾患の病態 ②

1 女性生殖器の疾患

（1）卵巣の疾患

　卵巣の疾病の多くは腫瘍性であり，良性のものと悪性のものがある。卵巣の腫瘍は発生起源により，大きく分けて上皮性腫瘍（epithelial tumors），間葉系腫瘍（mesenchymal tumors），胚細胞性腫瘍（germ cell tumors），性索間質性腫瘍（sex cord-stromal tumors），その他に分けられる。

1）卵巣嚢胞腺腫　ovarian cystadenoma

　卵巣嚢腫は薄い袋状の組織（嚢胞）で，中に蛋白質を含む薄い透明な液体を容れ，内面は1層の扁平または立方状の細胞で覆われている。大きさはさまざまで，単房性のものと多房性のものがある。これは漿液性嚢胞腺腫とよばれる良性の腫瘍である。対して，粘液性卵巣嚢胞腺腫とよばれるものは，嚢胞の内面が円柱状で粘液を産生する上皮細胞で覆われ，内容は蛋白質に富んだ粘液性の液体である。多くは良性であるが，細胞が重なって増殖し，悪性との境界病変を示すこともある。

2）皮様嚢腫　dermoid cyst，奇形腫　teratoma（図10－10）

　皮膚の構成成分（角化重層扁平上皮，脂腺，毛髪など）が嚢胞壁にみられるものを皮様嚢腫といい，卵巣腫瘍では最も多い腫瘍の一つで良性である。さらに軟骨や混合腺，

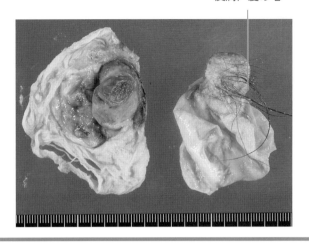

皮膚，髪の毛

図 10 − 10　卵巣奇形腫肉眼像
嚢胞性病変の中に皮膚や髪の毛ができている。

線毛細胞などからなる気管支類似の構造や，メラニン色素を有する中枢神経，膵臓組織，甲状腺組織，歯など，中胚葉内胚葉由来の構造物が含まれている場合には奇形腫という。まれに悪性化や未熟な要素が混在することもある。奇形腫は，腫瘍の構成成分が成人組織相当の成熟成分を含むものを成熟奇形腫，胎児相当の未熟な細胞成分を含むものは未熟奇形腫という。未熟奇形腫は胎児様の未熟性を示す胚細胞性腫瘍であり，異型度に応じて軽度〜高度の悪性度を示す。

3）卵巣癌　ovarian cancer（図 10 − 11）

　　卵巣癌（卵巣にできる悪性腫瘍）は女性生殖器に発生する悪性腫瘍のなかで最も死亡者数の多い疾患である。卵巣は骨盤内に位置するため，癌が発生しても自覚症状に乏しく予後不良である。40 〜 60 代の中高年女性を中心に発生し，卵巣に発生する悪性腫瘍では最も頻度が高い。卵巣に発生する代表的な上皮性悪性腫瘍を病理組織学的に分類すると，漿液性癌，粘液性癌，類内膜癌，明細胞癌に分けられる。近年の研究では，これらの腫瘍はその組織亜型や抗癌剤の感受性が異なることが明らかになってきた。なお組織型による発生頻度については，漿液性癌，明細胞癌，類内膜癌，粘液性癌の順である。卵巣癌は，婦人科系の癌のなかで化学療法（抗癌剤治療）の感受性が最も高く，手術療法と化学療法を組み合わせて治療が行われる。前述したように，卵巣は骨盤内に位置するため，進行した卵巣癌では癌細胞が卵巣の皮膜を破って浸潤し，腹腔内に播種（癌細胞が種のように撒き散らされる転移様式）することになる。播種した場合，腹膜で炎症が波及して癌性腹膜炎を引き起こし，多量の腹水がたまり患者の予後が悪くなる。卵巣癌では初診時の進行度が予後因子に重要であり，進行度によって治療法も大きく異なる。

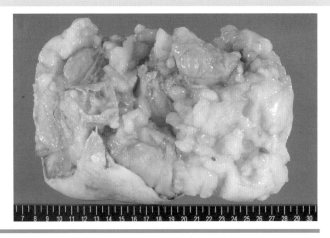

図 10 - 11　卵巣癌肉眼像
多房性であり，充実性病変を伴う。

　　　胚細胞性および性索間質性の悪性腫瘍は発生頻度が低く，胚細胞性腫瘍では比較的若い 10 ～ 20 歳代女性を中心に発生する。

（2）子宮の疾患

1）子宮内膜症　endometriosis

　　　子宮内膜の組織は，エストロゲン分泌により増殖を始め，プロゲステロンの分泌が終わると剥離して月経となる。子宮内膜組織が子宮筋層の中や，卵巣，腹膜，腸管などにできるものを子宮内膜症とよぶ。月経困難症や生理時の腹痛の原因になることもある。子宮筋層の肥厚を伴い内膜が筋層内に増殖するものを子宮腺筋症とよぶ。卵巣の子宮内膜症は出血を繰り返し，褐色をした古い血液を入れた囊胞（チョコレート囊腫）をつくることがある。

2）子宮筋腫　myoma uteri, leiomyoma of uterus（図 10 - 12）

　　　子宮の表面は漿膜に覆われ，厚い平滑筋からなる筋層と内面を覆う子宮内膜からなる。平滑筋層に発生する良性腫瘍が子宮筋腫である。大きさ，発生部位もさまざまであるが，おおむね漿膜下筋腫，筋層内筋腫，粘膜下筋腫の 3 つに分けられる。不妊の原因になることもあり，まれに悪性の平滑筋肉腫がみられる。

3）子宮癌　carcinoma of uterus

①子宮体癌　endometrial cancer（子宮内膜癌　endometrial carcinoma）（図 10 - 13）　　比較的高齢者に多くみられ，子宮内膜内にとどまっている I 期から，子宮頸部にまで広がった II 期，時間経過とともに筋層に浸潤し，子宮外に達した III 期，さらに他臓器に転移した IV 期に分けられる。

　　　ホルモン，特にプロゲステロンの欠損とエストロゲンの持続との関係が考えられ，ホ

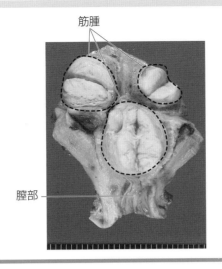

筋腫

膣部

図 10 − 12　子宮筋腫肉眼像
境界明瞭な筋腫が子宮筋層内に存在する。

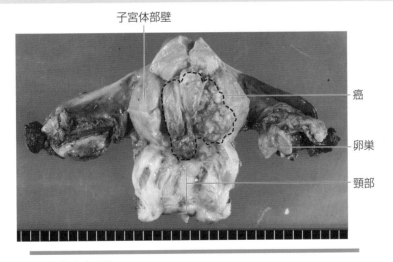

子宮体部壁

癌

卵巣

頸部

図 10 − 13　子宮体癌肉眼像
子宮体部に癌細胞が広がっている。

ルモン依存性があるとされている。組織学的には腺癌で，一部に扁平上皮癌が混じることがある。

②**子宮頸癌**　cervical carcinoma（図 10 − 14，15）　　子宮頸癌は子宮頸部にできる上皮性悪性腫瘍である。子宮頸癌は通常初期にはほとんど自覚症状がなく，進行すると月経以外の不正出血や，異常なおりもの，下腹部痛などが出現してくる。子宮頸癌の発

生にヒトパピローマウイルス（human papilloma virus：HPV）感染が密接に関係することが指摘されているが，HPV にはさまざまな型が存在し，特に子宮頸癌を起こしやすいタイプは，HPV16 型と HPV18 型とよばれる高悪性の HPV である。HPV は性的接触により子宮頸部に感染するが，HPV に感染しても，多くは自身の免疫にて自然に排除される。しかし一部の人では持続的に感染状態が続くと，その後，異形成とよばれる前癌病変を経て，最終的には数年以上をかけて子宮頸癌へと進行する。HPV 自体は

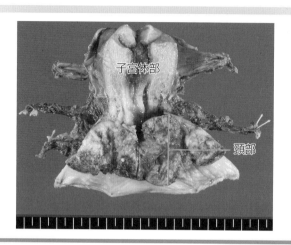

図 10 − 14　子宮頸癌肉眼像
子宮頸部で癌細胞が全周性に広がっている。

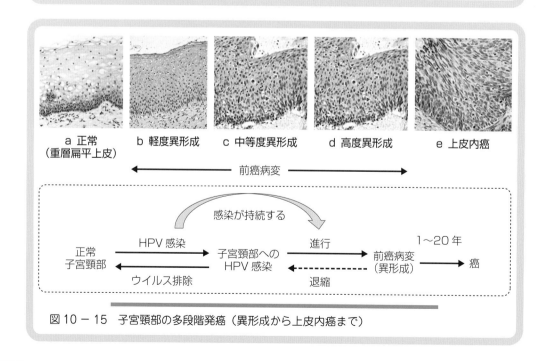

図 10 − 15　子宮頸部の多段階発癌（異形成から上皮内癌まで）

男性・女性いずれにも感染するありふれたウイルスである。

　わが国において，一般的に子宮癌検診とよばれているのは子宮頸癌検診をさしている。子宮頸癌検診では先にブラシのついた専用の器具で子宮頸部を擦り，細胞を採取する。採取した細胞はスライドガラスに塗布してから特殊な液で固定・染色したのち，顕微鏡を用いて異常な細胞がないか診断される。子宮頸癌検査は細胞診断ともいい，患者にとって低侵襲性のスクリーニング検査である。細胞診断の結果，異形成や癌の疑いがあった場合にはコルポスコピーという拡大鏡を用いて，病変部を確認しながら子宮頸部の組織を採取（生検）する。生検によって得られた組織は，病理医により病理組織診断が行われ，最終診断として報告される。

　子宮頸癌の治療法はその進行度によっても異なるが，癌細胞が粘膜内にとどまっているⅠ期の早期癌の状態で発見された場合，子宮摘出術ではなく子宮膣部円錐切除術が行われる。さらに，癌細胞が子宮頸部筋層外や膣壁に達するとⅡ期，膣壁に広範囲に広がり骨盤腔に達するとⅢ期，膀胱や直腸などの周辺の臓器にまで広がるとⅣ期となり，癌の進行度に伴い患者の予後も悪くなるため，早期発見が重要である。

（3）乳房の疾患

1）乳腺炎　mastitis（図10 − 16）

　乳腺炎は授乳期に多く発生し，化膿菌によって発症する。乳頭からの逆行性の感染が多く，腺房単位で起こる。早期より周囲の脂肪組織に炎症が波及し，脂肪織炎を伴う。膿瘍をつくることが多く，皮下にできると皮膚が破れて排膿が起こることもある。また，胸筋に波及すると痛みを伴い治癒が長引く。

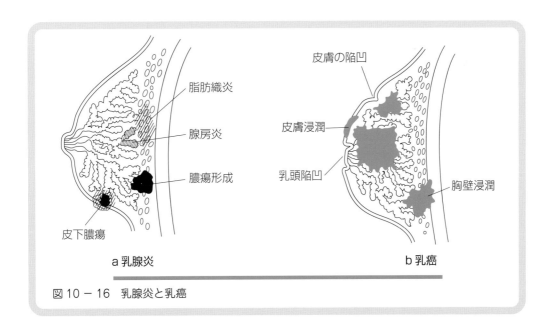

図 10 − 16　乳腺炎と乳癌

2）乳腺線維腺腫　fibroadenoma

比較的若い 20 歳代に多い "しこり" である。乳腺組織内にとどまり，乳腺の腺組織および腺組織の間の線維成分が増加する。良性で自然に消失することもある。

3）乳腺症　mastopathy

エストロゲン，プロゲステロンのバランス異常によって起こると考えられている。30〜40 歳代にみられ，"しこり" を生じるが，皮下でよく動く。組織では，囊胞形成，拡張した乳管内の乳頭状の増生を示す乳頭症，線維性の組織の中で腺組織が増加する硬化性腺症，アポクリン化生などがみられる。乳汁様の分泌物が出たり，月経前に特に腫れたりする。

4）乳癌　breast cancer （図 10 - 16）

乳癌の多くは乳管上皮から発生する腺癌で，日本でも増加傾向にある悪性腫瘍の一つである。40 歳代から多くみられるが，近年では 20 歳代からみられる。乳腺内に発生して周囲の組織を破壊し，瘢痕をつくって収縮するため，皮膚の陥凹（ひきつれ）をつくることが多い。深部で胸筋に浸潤すると "しこり" は動かなくなる。また皮膚への浸潤も起こり，皮膚は炎症様に赤く腫れてくることがある。

比較的早期に腋窩リンパ節に転移を起こしやすく，血行性には，肺と骨へがそれぞれ 10％，胸壁や肝臓には 10％ 前後の転移がみられ，転移部位の骨は融解されるため病的骨折の原因となる。

乳癌の治療法には，外科（手術）治療，放射線治療，薬物療法（内分泌療法，化学療法），分子標的治療法などがあるが，単独で行う治療法と，複数を組み合わせて行う治療法がある。また，年齢や癌の性状（組織型），病期の進行状態，転移の有無，合併症などによっても治療法が異なる。近年全世界的に症例の集積が行われ，かつてのように無条件に乳房全摘出と腋窩リンパ節郭清術を行うのではなく，部分切除が多く行われるようになった。これは早期診断，癌の広がりの検討，評価がかなり詳細にできるようになったためである。一方，乳癌の治療では手術によって病変を完全に取り切ることが患者の予後に与える影響が大きいため，乳癌切除時の術中迅速診断＊による切除断端の判定とともにその後の病理組織診断が非常に重要になる。

＊術中迅速診断：手術中に摘出された病変部の一部分や癌の断端部を直ちに凍結したのち，薄切・染色してから 15 分程度で診断する病理組織診断法。術中迅速診断では，取り出された病変部が腫瘍または非腫瘍（炎症性疾患）のどちらであるのか，腫瘍であれば良性か悪性か，腫瘍の組織型（種類）は何か，手術切除した断端に癌が残っていないかなどを病理医によって迅速に診断される。術中迅速診断により手術の切除範囲の決定や，進行度の判定がなされる。

（4）性感染症　sexually transmitted disease：STD

性行為によって感染する疾患を総称して性感染症という（表 10 - 1）。かつては，梅毒，軟性下疳など，局所症状が強いものが性感染症の主流であったが，現在はクラミジ

ア感染症，淋病，性器ヘルペス，尖圭コンジローマなどが多い。女性ではクラミジア感染症による罹患率が最も高いことが注目されているが，クラミジア感染症は臨床症状が軽く，あるいは無症状であるため，気づかないまま炎症が進行し治療が遅れることが多い。放っておくと子宮頸管炎などから不妊・子宮外妊娠*などさまざまな合併症を引き起こす可能性があるので早期治療が望ましい。

> *子宮外妊娠：子宮外妊娠とは受精卵が子宮内でなく，卵管や腹腔内に着床し妊娠することである。卵管妊娠では細い卵管が破裂することがあり，大量の腹腔内出血のため緊急手術を必要とする。

　また，近年では性行為の多様化に伴い，ヒトパピローマウイルス（HPV）およびヒト免疫不全ウイルス（HIV）など，ウイルス性性感染症が増加している。前述したように，子宮頸癌の原因ウイルスとなる HPV は，16，18 型など，高リスク型 HPV によると考えられている。高リスク型 HPV が子宮頸部に感染すると，子宮頸部の重層扁平上皮の一部がはじめ軽度異形成を引き起こし，中等度～高度異形成へと進展し，そのまま放置すると浸潤癌に移行する。

● ヒト免疫不全ウイルス感染症　human immunodeficiency virus；HIV 感染症

　ヒト免疫不全ウイルス（HIV）感染症とは，HIV の感染源となる血液・精液・膣分泌液・母乳などが，粘膜や傷口に接触し，体内にウイルスが侵入し感染した状態をいう。体内ではウイルスや細菌などから身を守るシステムが備わっている。この免疫システムの司令塔が白血球の中の CD4 陽性のヘルパー T リンパ球であり，体内にウイルスや細菌などが侵入すると CD4 陽性ヘルパー T リンパ球が免疫細胞に指令を出して（抗原提示），攻撃を命じる。HIV 感染症では，HIV が選択的に免疫細胞の司令塔である CD4 陽性 T リンパ球に感染するため，感染した CD4 陽性 T リンパ球は傷害され，徐々にその機能が低下するとともに数も減少し，その結果免疫システムが正常に働かなくなり免疫不全が進行する。感染してから適切な治療が行われない場合，重篤な全身性免疫不全状態に陥ることにより種々の日和見感染症や悪性腫瘍を生じる。このように HIV 感染による全身性の免疫不全状態を後天性免疫不全症候群（acquired immunodeficiency syndrome：AIDS）という。HIV の感染経路の代表例は，性行為，血液・血液製剤，母子感染である。HIV に感染してもすぐに AIDS を発症するわけではなく，ウイルスが体内に侵入してから発症するまでの潜伏期とよばれる期間が存在する。潜伏期は微生物によって異なるが，一般の細菌感染症は数日以内であることが多いのに対し，HIV 感染症では AIDS 発症までの期間に数年～10 年程度を要する場合もある。HIV 感染から 2～6 週間の感染初期では，発熱や喉の痛み，だるさ，下痢など症状が軽度であり，通常は数日～数週間で症状が消えてしまうため，風邪やインフルエンザと自己判断してしまうことが多い。この期間を過ぎると数年～10 年程度の無症候期間に入り，自覚症状もなく，気づかない間に体内で HIV が増殖し続けるため，免疫力は徐々に低下していく。適切な治療を受けず感染が持続すると，体内の CD4 陽性 T リンパ球の絶対数

表 10 - 1　性感染症の種類と病原体

	疾　患	病原体
細　菌	淋病（淋菌感染症）	淋菌
	梅毒	梅毒トレポネーマ
	軟性下疳	デュクレイ桿菌
クラミジア	鼠径リンパ肉芽腫症	クラミジア・トラコマチス L1 ～ L3
	クラミジア感染症	クラミジア・トラコマチス D ～ K
ウイルス	性器ヘルペス	単純ヘルペスウイルス
	尖圭コンジローマ	ヒトパピローマウイルス（HPV）
	子宮頸癌	ヒトパピローマウイルス（HPV）
	陰部伝染性軟属腫	伝染性軟属腫ウイルス
	B 型肝炎ウイルス性肝炎	B 型肝炎ウイルス
	後天性免疫不全症候群（AIDS）	ヒト免疫不全ウイルス（HIV）
原　虫	トリコモナス腟炎	腟トリコモナス
	アメーバ赤痢（腸管感染症）	腸炎アメーバ
真　菌	性器カンジダ症	カンジダ・アルビカンス
寄生虫	ケジラミ症	ケジラミ
	疥癬（かいせん）	疥癬虫

が減少し，全身性の免疫不全状態に陥る。CD4 陽性 T リンパ球の数が血液 1μL 当たり 200 個以下になった頃から，日和見感染症が起こりやすくなるため，CD4 陽性 T リンパ球の絶対数の減少で AIDS と診断される。

　当初わが国では，非加熱血液凝固因子濃縮製剤の投与による血友病患者の感染が多くを占めていた。しかし血液製剤の原料血液が厳重に管理されることにより，現在では血液製剤で HIV に感染する例はほとんどない。しかし途上国では原料血液の汚染管理が未だ不十分のため，感染の危険性がある。

2　男性生殖器の疾患

（1）精巣（睾丸）の疾患

　炎症性の疾患は，結核性の副睾丸炎があるが，最近では珍しくなっている。悪性腫瘍では，精細胞腫（セミノーマ）が発生する。40 歳代以上に多くみられるが，20 歳代にも発生する。リンパ節転移および血行性転移を起こす。手術による摘出，放射線治療が有効である。

（2）前立腺の疾患

　　前立腺の疾患の多くは高齢者に起こり，その大半は増殖性で，良性の前立腺肥大症と悪性の前立腺癌がある。

1）前立腺肥大症　benign prostatic hypertrophy：BPH

　　前立腺は，男性の尿道を取り囲んで膀胱に接している"クルミ大"の腺組織である。前立腺肥大症は，尿道側の腺組織（内腺）と平滑筋，線維組織の結節状の増殖で，そのため尿道の狭窄が生じ，排尿に時間がかかる。進行すると残尿が起き，頻尿になる。現在ではホルモン療法や，尿道から肥大した前立腺の組織を削り取る経尿道的前立腺切除術が行われるようになり，以前に行われていた前立腺全摘出術より患者の負担は軽くなった。診断には，直腸からのエコー検診が非浸襲的検査として有用である。

2）前立腺癌　prostatic cancer

　　前立腺組織の外側（外腺）から発生し，周囲の組織内に連続的に浸潤する。前立腺肥大症と症状は変わらず，組織を採取して調べ，診断を確定しなければならない。多くの場合，尿道，膀胱や直腸への浸潤がみられる。リンパ節転移は骨盤内の血管周囲に起こりやすく，手術時にできるだけリンパ節を摘出して組織検査を行う必要がある。血行性転移は全身の骨に起こり，転移した骨の中にさらに骨の新生がみられることが特徴的である。この他，肺や肝臓への転移もみられる。なお，癌細胞にはホルモン感受性があり，男性ホルモンは増殖促進的に，女性ホルモンは増殖抑制的に作用することが知られている。治療として，精巣の摘出と女性ホルモンの投与が行われ有効である例も多い。また，血清中の前立腺特異抗原（PSA）が高値を示すことが知られており，腫瘍マーカーとして有用である。

索　引

〔責任編集〕

井 上　　　肇　聖マリアンナ医科大学　形成外科
（いのうえ　はじめ）

〔執筆者および分担〕（執筆順）

小 泉 憲 司　愛知医科大学　医学部（第1章～第5章）
（こいずみ　けんじ）

矢 澤 華 子　獨協医科大学　医学部（第6章～第10章）
（やざわ　はなこ）

新 医療秘書医学シリーズ　2
改訂 基 礎 医 学

2013年（平成25年）2月5日　初版発行～第10刷
2022年（令和 4 年）10月1日　改訂版発行
2024年（令和 6 年）1月15日　改訂版第2刷発行

編　　　者　医療秘書教育全国協議会
責任編集　井　上　　　肇
発 行 者　筑　紫　和　男
発 行 所　株式会社 建 帛 社
　　　　　　　　　　　　KENPAKUSHA

〒112-0011　東京都文京区千石4丁目2番15号
　　　　　　　TEL（03）3944-2611
　　　　　　　FAX（03）3946-4377
　　　　　　　https://www.kenpakusha.co.jp/

ISBN 978-4-7679-3744-1　C3047　　　　　　　教文堂／愛千製本所
©井上ほか・医療秘書教育全国協議会, 2013, 2022.　　Printed in Japan
（定価はカバーに表示してあります。）

本書の複製権・翻訳権・上映権・公衆送信権等は株式会社建帛社が保有します。
JCOPY 〈出版者著作権管理機構　委託出版物〉
本書の無断複製は著作権法上での例外を除き禁じられています。複製される
場合は，そのつど事前に，出版者著作権管理機構（TEL03-5244-5088,
FAX03-5244-5089, e-mail：info@jcopy.or.jp）の許諾を得て下さい。